# YOGA MINCEUR

# ZÉRO BLABLA

## AU PROGRAMME

# MON ALLIÉ MINCEUR, ET SI C'ÉTAIT TOI ?

## STRESS, SURPOIDS ETC.

Savez-vous que le stress fait grossir ? Le yoga fait mincir car il vous fait brûler des calories, mais aussi parce qu'il vous aide à gérer votre stress.

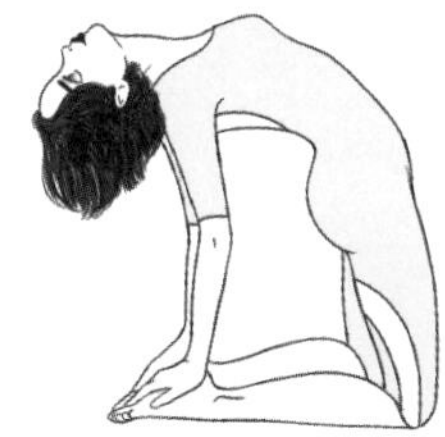

## CONNAÎTRE SON CORPS

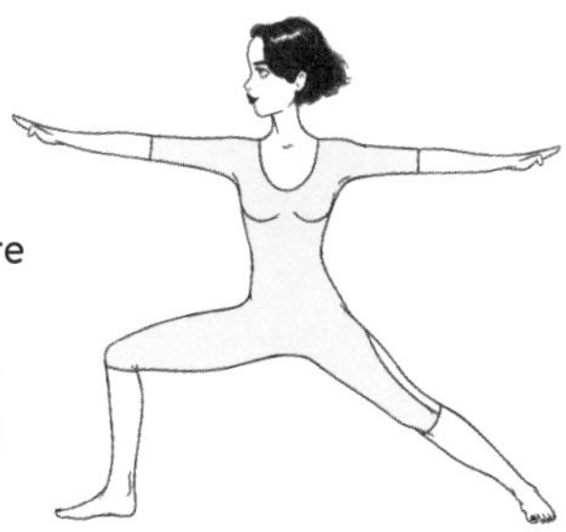

Le yoga vous aide à connaître votre corps, cette machine merveilleuse. Organes, hormones, muscles... Vous allez apprendre à vous aimer !

## UN YOGA, DES YOGA

Il existe plusieurs types de yoga, dont plusieurs très efficaces pour la ligne. Découvrez celui qui est fait pour vous !

# POURQUOI LE STRESS NOUS FAIT GROSSIR ?

Le stress est une inflammation du corps, un déclencheur de déséquilibre.
Face à cette agression chronique, le corps se protège comme il peut..

### C'EST ALORS LE DÉBUT DES RÉACTIONS EN CASCADE :

prise de poids, inflammations en tout genre (articulaire, musculaire, etc.), les muscles se crispent, la respiration est saccadée, plus courte.

### ET CELA VA ENCORE PLUS LOIN.

car le rôle de la respiration est d'acheminer l'oxygène à nos cellules. Sans oxygène, ces dernières voient leur fonctionnement s'altérer, voire s'arrêter !

### C'EST SANS COMPTER QUE LE STRESS DÉSÉQUILIBRE

tout notre système hormonal. Il est important de faire un point anatomique et physiologique pour votre bonne pratique.

### LA PRISE DE POIDS EN PÉRIODE DE STRESS...

est donc quasiment inéluctable pour les métabolismes les plus sensibles. La circulation sanguine est ralentie, les cellules sont moins irriguées... et c'est sans prévenir que la cellulite fera son apparition, en compagnie de petits stocks de gras en tout genre qui s'accumulent avec le temps. Merci le temps qui passe !

**CONSEIL**

Je ne cesserais jamais à travers ses pages de vous rappeler que pratiquer le yoga est un mode de vie avec pour objectif : votre bien-être. Pas simplement la perte de poids !

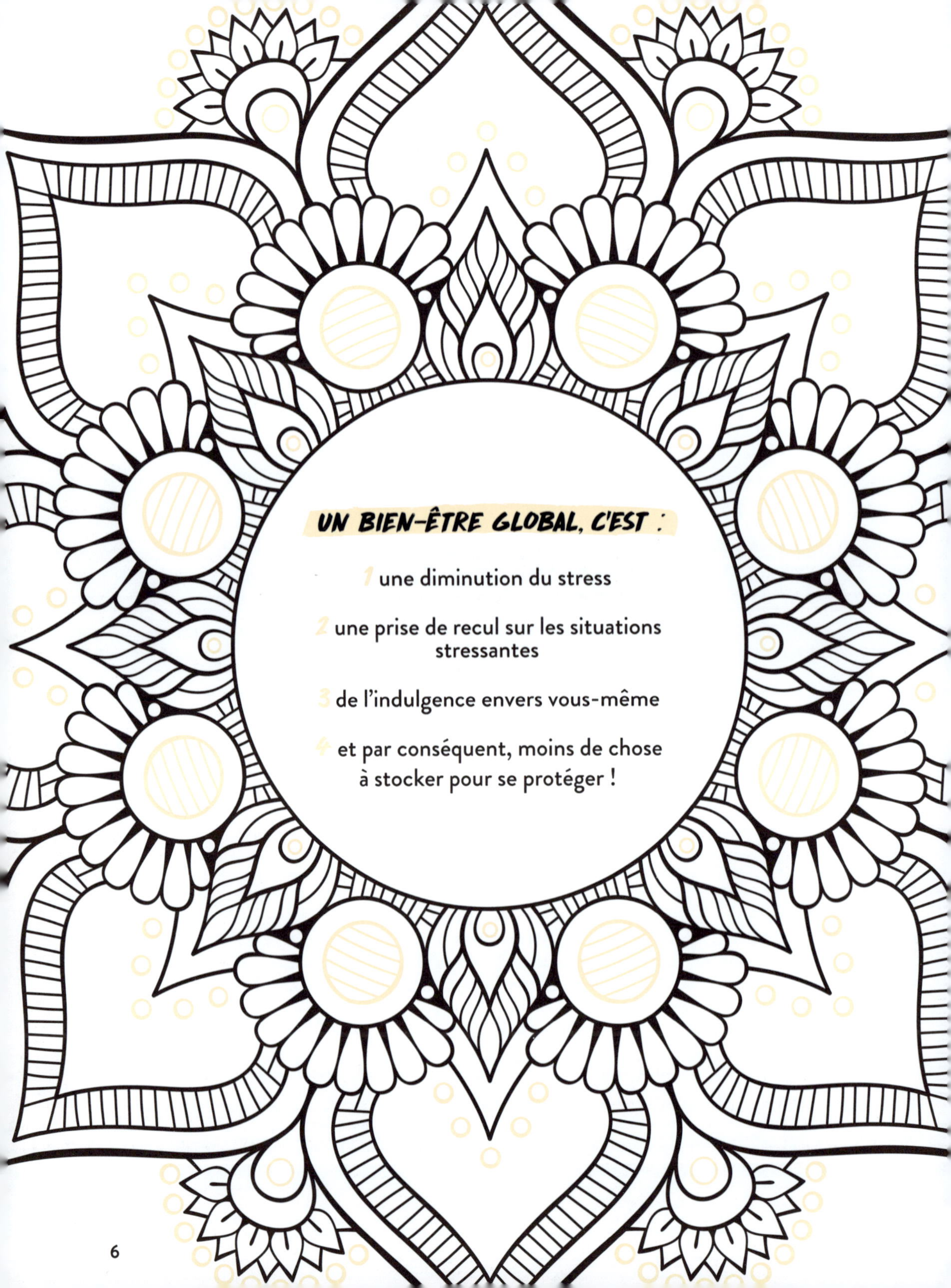

**UN BIEN-ÊTRE GLOBAL, C'EST :**

1. une diminution du stress
2. une prise de recul sur les situations stressantes
3. de l'indulgence envers vous-même
4. et par conséquent, moins de chose à stocker pour se protéger !

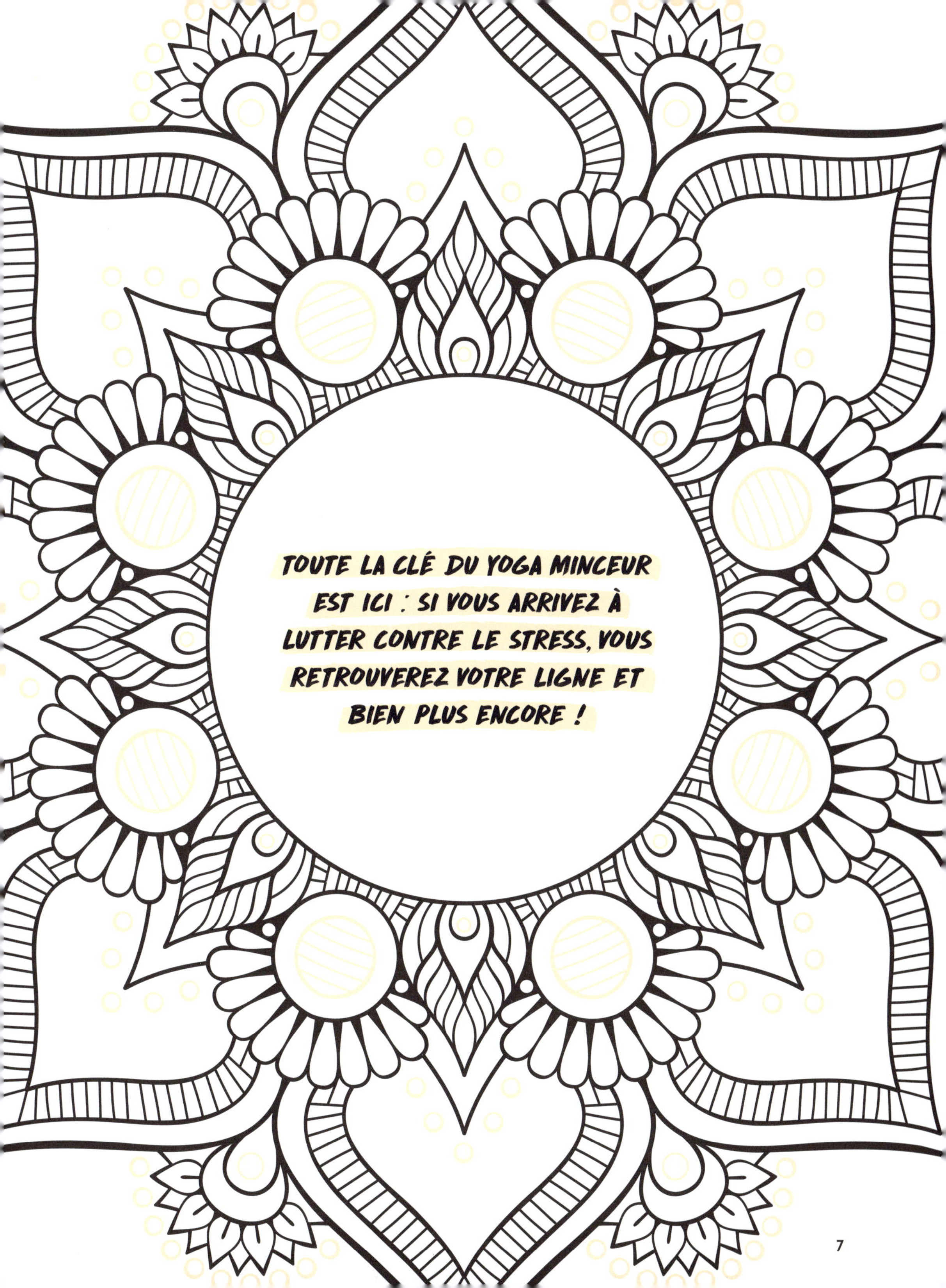

TOUTE LA CLÉ DU YOGA MINCEUR EST ICI : SI VOUS ARRIVEZ À LUTTER CONTRE LE STRESS, VOUS RETROUVEREZ VOTRE LIGNE ET BIEN PLUS ENCORE !

# POURQUOI LE YOGA BRÛLE DES CALORIES ?

Bien souvent, le yoga a l'image plutôt d'une pratique passive.

**EN VRAC**

On entend souvent :

« Ah, tu fais du yoga ! Tu restes assises et tu attends. »

« Ce n'est pas mon truc, je préfère les activités qui bougent ! »

« Il faut être souple, ce n'est pas pour moi. »

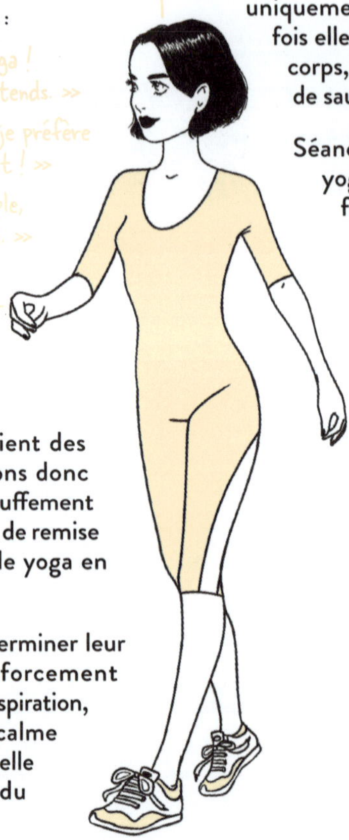

## AU DÉMARRAGE

La plupart de mes élèves avaient des a priori sur le yoga. Nous avons donc commencé par remplacer l'échauffement de type stretching de leur cours de remise en forme par des séquences de yoga en incluant la salutation au soleil.

J'ai ensuite pris l'habitude de terminer leur séance de jogging et de renforcement musculaire par un travail sur la respiration, et des postures de retour au calme comme la posture de l'enfant, celle de la pince ou encore celle du cadavre.

Chemin faisant, ils ont découvert peu à peu les bienfaits du yoga et m'ont demandé des séances complètes. Parfois, ces séances servaient uniquement à la récupération, et d'autres fois elles avaient pour but de sculpter son corps, et de transpirer sans avoir besoin de sauter dans tous les sens.

Séances après séances, l'efficacité du yoga pour sculpter leur silhouette a fait son chemin.

Pour un maximum d'efficacité, les séances de yoga doivent être complétées par un travail cardiovasculaire comme de la marche rapide, de la course à pieds ou un sport cardio.

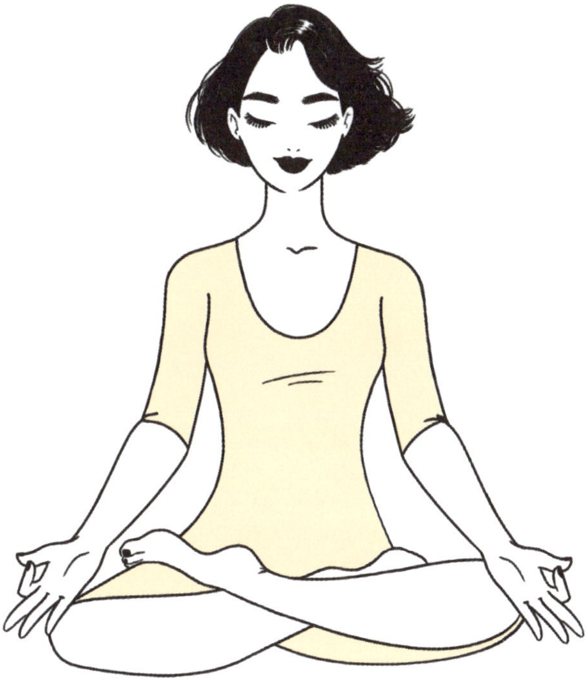

## LE RÉSULTAT

La pratique seule du yoga va actionner et développer la condition physique, augmenter la résistance musculaire, faire transpirer pour éliminer les toxines. Mais surtout, la pratique du yoga va apaiser les mentaux les plus tourmentés grâce à la respiration. Et qui dit calme intérieur, dit petites hormones du stress au calme et pas de prise de poids.

Alors, ce serait vous mentir que de vous dire que seul l'exercice physique yoga brûle des calories. Par contre, l'attitude «yoga », elle, oui ! Car avant d'être une activité physique, le yoga est une philosophie de vie.

« Prendre soin de son corps et de son esprit »

Décider de pratiquer le yoga, c'est aussi faire attention à son alimentation, et pratiquer les postures tous les jours avec une attitude bienveillante au quotidien.

Dans les pages suivantes, vous allez découvrir mes meilleures routines pour vous aider à mincir et à brûler des calories, mais souvenez-vous que c'est votre attitude au global et l'ajout d'une pratique cardiovasculaire qui vous feront brûler un maximum de calories.



**C'EST PARTI POUR VOTRE NOUVELLE VIE DE YOGI ACCOMPLI ?**

# ANATOMIE

Dans chacune des postures que vous allez pratiquer, il faudra essayer de respecter votre alignement.

## UN PEU D'HISTOIRE

Le yoga est une thérapie ancestrale en Inde. Une médecine tant pour l'esprit que pour le corps. Lorsque vous pratiquez le yoga, vous devez être pleinement consciente de votre bon placement pour un maximum de bienfaits.

Voici donc quelques petits rappels anatomiques pour vous aider dans votre pratique.

La colonne vertébrale est composée de 24 vertèbres :

**ASTUCE**

Gardez le dos droit, la tête dans l'axe pour ne pas pincer les vertèbres cervicales, et aérez vos vertèbres comme si vous vouliez sentir un courant d'air entre chacune d'elles !

**7 VERTÈBRES CERVICALES**

Pour les rotations de la tête de droite à gauche, lever le menton, le baisser, tourner la tête sur la droite ou sur la gauche, verrouiller le menton dans la poitrine lors de certaines respirations.

**5 VERTÈBRES LOMBAIRES**

Très sollicitées dans la posture du cobra et toutes les postures d'ouverture de bassin (le pont, le guerrier III, le chameau...)

**12 VERTÈBRES DORSALES**

Qui nous permettent de nous redresser dans la posture du palmier, d'arrondir le dos en posture de la pince, de nous étirer en posture du cobras, etc.

**LE SACCRUM ET LE COCCYS**

Le sacrum (réunion de 5 vertèbres) et notre coccyx, que l'on sent surtout dans la posture de la barque par exemple.

## NOTRE SQUELETTE

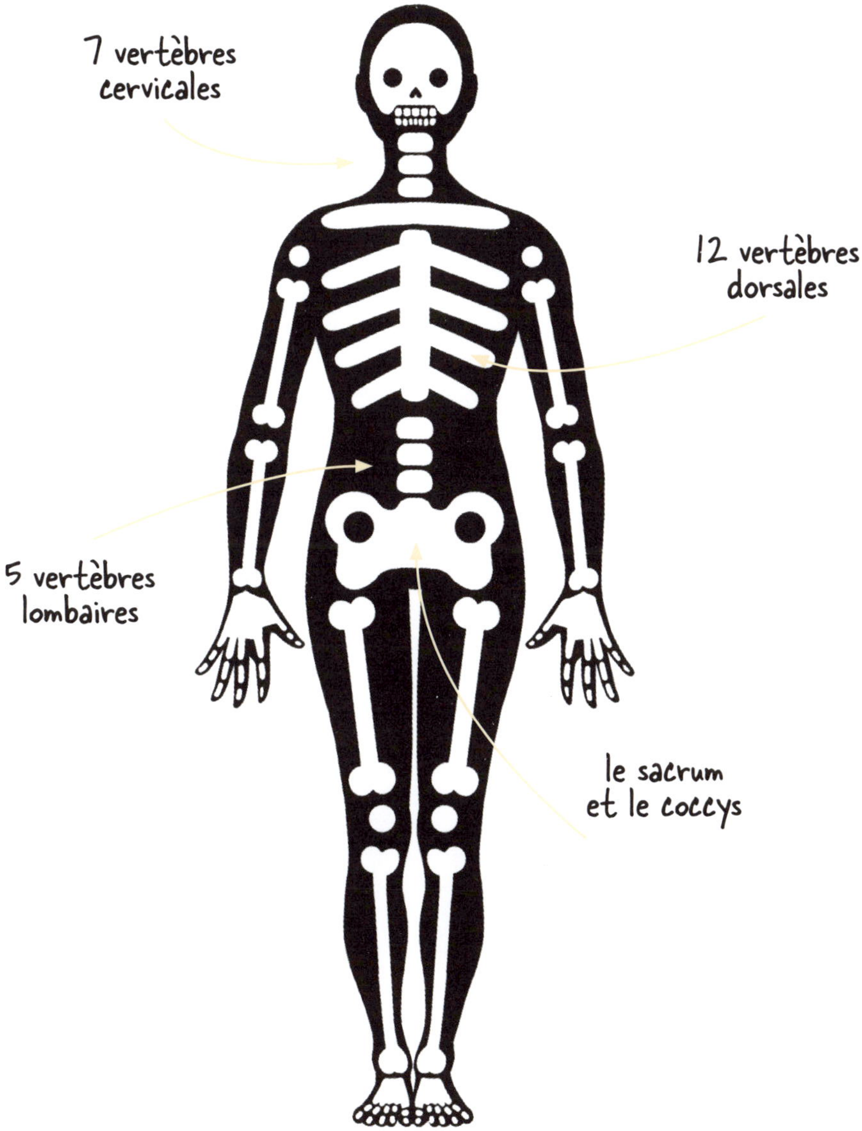

# LES MEMBRES ET LES MUSCLES

## LES MEMBRES

• **Les bras et les mains :** composés d'une multitude d'os, ils doivent être placé correctement. Soyez vigilant lors de l'exécution des postures. L'énergie doit se diffuser à travers vos bras jusqu'au bout de vos doigts pour rechercher le parfait alignement.

• **Les cuisses, jambes et pieds :** là aussi, il y a du monde à synchroniser. Une ouverture de pied sur l'extérieur a toute son importance dans la posture du guerrier, car c'est toute une réaction en chaîne qui s'opère jusqu'à votre bassin et votre dos ! Prenez donc le temps de bien regarder les illustrations pour vous placer au plus juste. Votre corps vous remerciera de ce cadeau !

## ET SI NOUS PARLIONS MUSCLES ?

Ils sont la clé d'une silhouette dessinée ! Au nombre de 639, plus vous les solliciterez, plus ils vont se tonifier !

Ce qui est super avec le yoga, c'est qu'ils seront tous mobiliser pour mincir. Certains seront étirés et d'autres au même moment à l'opposé de votre corps, vont être contractés.

Ce parfait mélange fait monter les battements cardiaques, accélère la circulation sanguine pour mieux éliminer les toxines et sculpter votre corps.

## 2 GRANDES FAMILLES DE MUSCLES :

les muscles profonds qui sont les plus proches du squelette, et les muscles superficiels qui viennent par-dessus.

Le yoga sollicite majoritairement le premier groupe, d'où cette douce montée de chaleur dans le corps, sans avoir bougé de son tapis.

+ Dans la famille des **muscles profonds**, vous trouverez entre autres : les muscles de la tête, ceux de la colonne vertébrale (les spinaux, les rhomboïdes, sus-épineux), les muscles des côtes, le transverse (sous la tablette de chocolat), ceux du bassin (le pyramidal, le psoas-iliaque, etc.), et les muscles des membres inférieurs (notamment sous les mollets !)

+ Dans la famille des **muscles superficiels**, vous avez les tablettes de chocolat, les trapèzes, les muscles des fesses, les muscles de bras. Tous ceux qui recouvrent les muscles, qui soutiennent notre squelette et nous permettent de nous mouvoir.

Il est donc important lors de votre pratique d'adopter la bonne posture pour mobiliser les muscles profonds. Je vous répèterai d'ailleurs pour chaque posture les consignes de sécurité. Plus votre corps va travailler en profondeurs, plus vous allez vous affiner !

*Alors à vous de jouer, prenez toujours le temps au yoga, car ce qui est important, ce n'est pas la finalité de la posture, mais le chemin par lequel on passe.*

# NOS MUSCLES

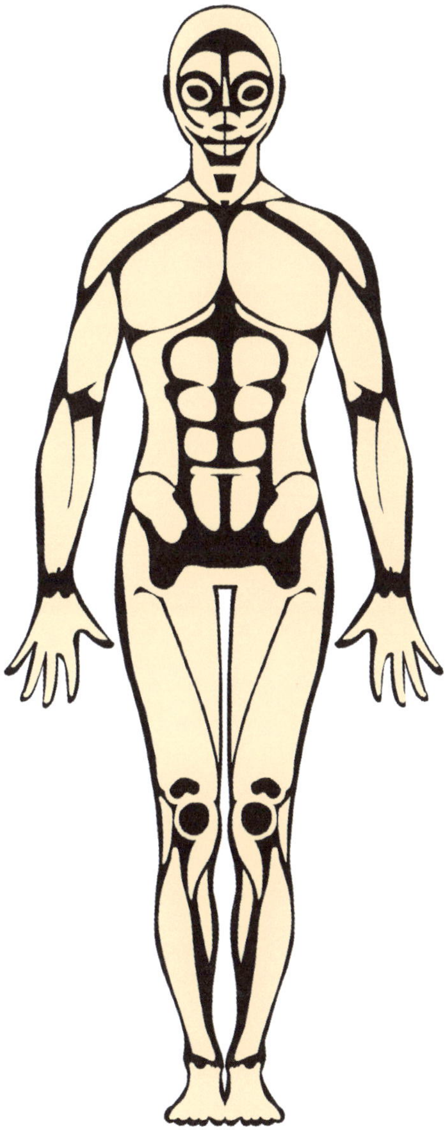

# LES ORGANES

Se mettre au yoga, c'est avoir une approche globale de son corps et de son mode de vie. C'est être en adéquation avec son corps et son esprit. Yoga signifie « lien » entre le corps et l'esprit !

Il est donc important de comprendre que votre pratique n'a pas simplement pour but de mincir, mais de vous faire du bien. Et cela passe par la compréhension de vos organes vitaux lorsque vous pratiquez le yoga. Alors, oui, on aime savoir que la posture de la chaise remonte les fesses, ou que celle de la barque sculpte notre petit ventre ; mais chacune des postures va aussi travailler sur nos organes vitaux. Elles vont éliminer les toxines, apporter de l'oxygène et faire en sorte que notre merveilleuse machine interne soit au top !

## LE CERVEAU

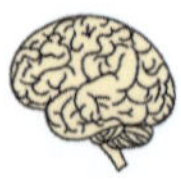

Notre disque dur. Grâce aux respirations et aux postures, vous lui apportez l'oxygène nécessaire à son bon fonctionnement. Vous l'apaisez et améliorez ses performances !

## LE CŒUR

Vous l'entretenez, lui demandez quelques efforts, le boostez et favorisez son rôle de pompe de nettoyage ! Un cœur au top permet une meilleure circulation sanguine et une meilleure condition physique. Le travail de la respiration permet au cœur de s'imperméabiliser plus facilement au stress.

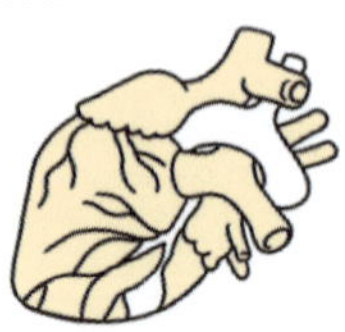

## LES POUMONS

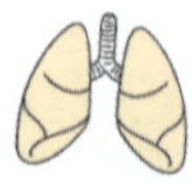

C'est grâce à eux que nous respirons ! Ces petits ballons se gonflent et se dégonflent au fil de notre respiration. Plus vous allez les solliciter, meilleurs ils seront. Vous pourrez ainsi augmenter votre capacité en oxygène. Donc faciliter les échanges entre les cellules et favoriser plus facilement la perte de poids et la récupération.

## LE FOIE

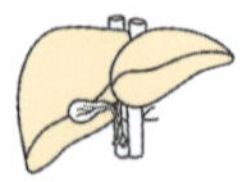

Il contient à lui seul plus de 10 % de notre sang ! Il a plusieurs rôles : réguler la glycémie, stocker le glycogène (le sucre qui va être envoyé dans le sang), détoxifier notre organisme et synthétiser les protéines. Grâce au yoga, et à toutes les postures, vous allez l'aider à augmenter ses performances, et le préserver d'une mauvaise hygiène de vie !

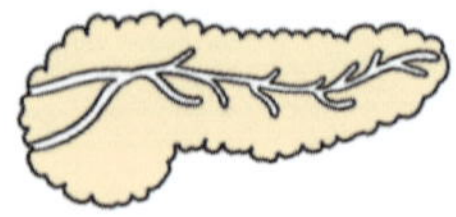

## LE PANCRÉAS

Il est indispensable pour notre bonne digestion, car il sécrète les sucs digestifs et aide à réguler la glycémie. Grâce à la pratique du yoga, vous contribuez à améliorer votre digestion, et à bien irriguer cet organe.

## LES REINS

Ce sont vos filtres, votre station d'épuration ! Leur rôle est d'éliminer les déchets. Là encore, en prenant soin de votre corps, et en pratiquant un peu tous les jours, vous aidez les reins à bien fonctionner.

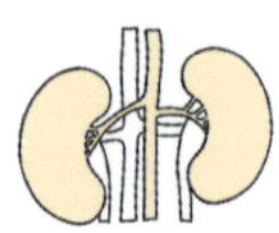

# LES HORMONES

Que serions-nous sans nos hormones ? Un jour c'est grand sourire, le suivant c'est soupe à la grimace… Voilà ce que vous pensez des hormones ! Vous vous les représentez surtout sous forme de petites choses capricieuses.

Pratiquer le yoga va aussi permettre de stabiliser votre humeur, et donc vos hormones.

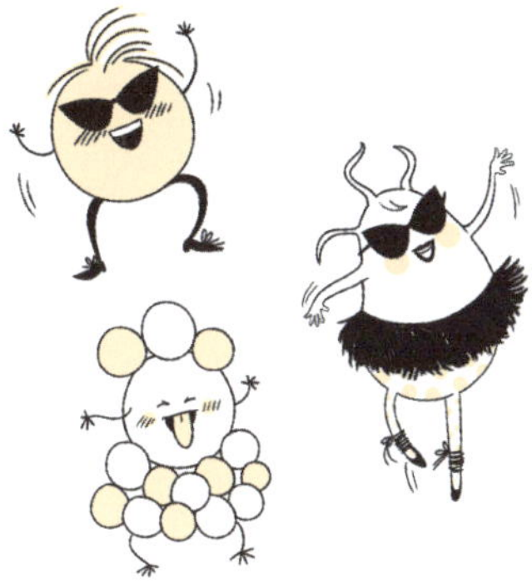

## LEUR RÔLE

Elles sont les messagers de notre corps, des substances chimiques qui sont liées à nos organes vitaux.

Elles régulent notre organisme et interviennent dans divers processus, par exemple :

+ La croissance avec les hormones de croissance.

+ La reproduction : elles interviennent dans nos cycles menstruels, pendant la grossesse et la lactation.

+ La nutrition : avec l'insuline et son binôme le glucagon qui régulent le taux de sucre dans le sang (glycémie) ou encore la leptine qui gère les stocks de graisses et sa copine la ghréline qui stimule l'appétit !

+ Le sommeil, quant à lui, est régulé par la fée mélatonine qui intervient sur le rythme cardiaque.

+ La température corporelle, elle, est régulée par les hormones de la thyroïde.

**VOUS L'AUREZ BIEN COMPRIS, SANS LES HORMONES, C'EST L'ANARCHIE !**

Il est donc très important de prendre soin de tout ce petit monde. Bien respirer, bouger régulièrement, s'étirer est nécessaire pour favoriser une bonne circulation des substances du corps. Avec le yoga, vous aidez votre corps à être stimulé, mais aussi à le calmer en prenant le contrôle du système nerveux et cardiaque grâce à la respiration et aux postures.

### ET APRÈS

Maintenant que vous êtes au point sur l'anatomie et la physiologie de votre corps, il est temps de pratiquer encore et encore…

# CHOISIR SON COURS

Pas si simple de se mettre au yoga quand on voit tous les différents cours qui existent ! Je vais tenter de vous aiguiller dans votre démarche en vous donnant les grands courants yogiques.

Il existe bien évidemment d'autres yogas, mais je m'arrête sur ces cinq-là, car nous les croisons le plus souvent dans les studios et les magazines.

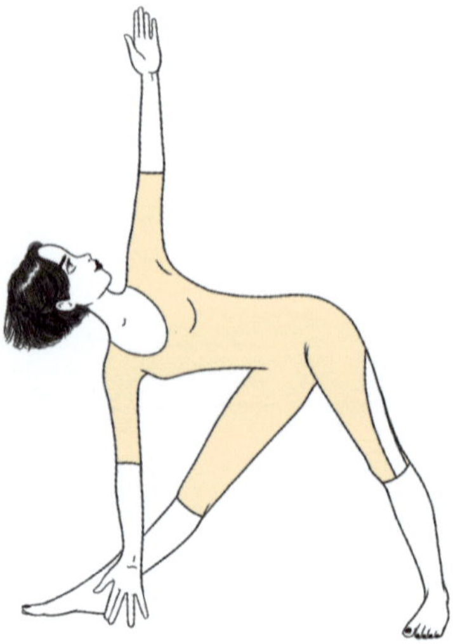

## LES DIFFÉRENTS YOGAS

### LE HATHA YOGA

*Le yoga de tous les yogas*

C'est un peu la bible des yogis. Vous y apprendrez toutes les postures de base. Le Hatha Yoga existe depuis 2000 ans. C'est une médecine en Inde, une institution même !

Le principe du cours de Hatha Yoga, s'il fallait le résumer en deux mots : on maintient chaque posture le temps de plusieurs respirations, et l'on apprend la maîtrise du souffle vital. C'est un cours complet plutôt lent qui mixe les respirations, les postures, de la relaxation, des prières et des textes.

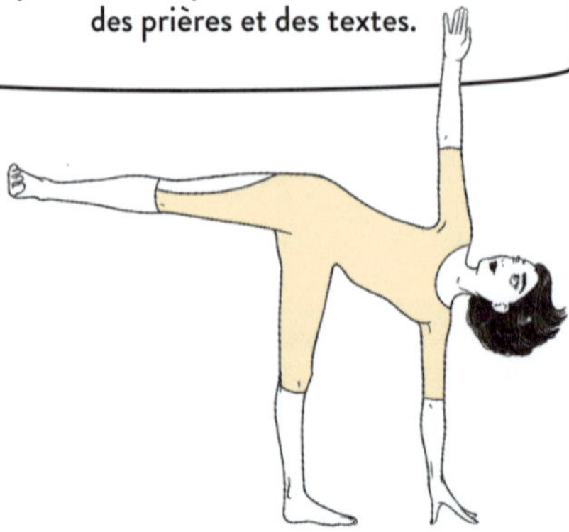

### LE YOGA ASHTANGA

*Le yoga le plus physique*

L'Ashtanga est une forme traditionnelle de yoga. Son nom signifie : les huit membres du yoga. C'est un yoga dynamique. Plus physique que le Hatha Yoga. Le but est de synchroniser sa respiration avec une série de postures rythmées. Cette pratique donne rapidement très chaud permettant de purifier et éliminer les toxines des muscles et des organes. Ce yoga développe beaucoup la force, la souplesse, la résistance et l'équilibre. Il sera parfait pour les personnes qui aiment les cours physiques.

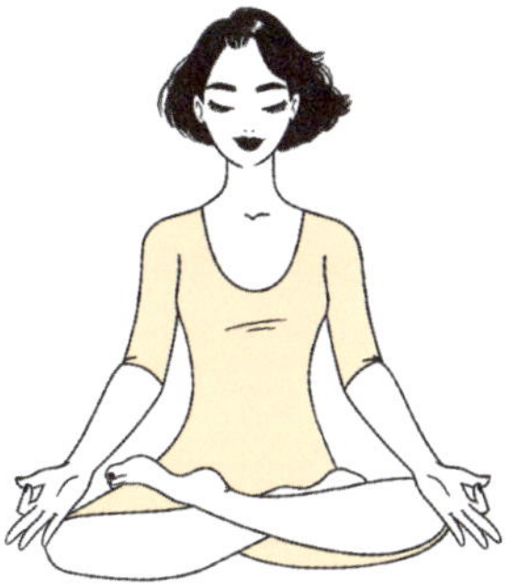

## LE YOGA NIDRA

*Le yoga du sommeil*

Le yoga Nidra signifie sommeil lucide. Ce yoga permet d'améliorer la qualité du sommeil grâce à des exercices de respirations et des visualisations. C'est une pratique immobile allongée sur un tapis.

Le but étant d'arriver à un état de relaxation profond. Pas de contre-indication pour se mettre au yoga Nidra ! Il suffit de se laisser aller.

## LE YOGA VINYASA

*Le yoga dynamique*

Vinyasa signifie : mouvement. Cette pratique est souvent confondue avec le Ashtanga. Le principe est le même : une synchronisation du mouvement sur la respiration. Mais ici chaque posture est maintenue le temps de plusieurs respirations avant d'être enchaînée. Là aussi, la pratique de ce yoga dynamique provoque une élévation de la température du corps et fait transpirer. Cette transpiration purifie l'intérieur du corps en évacuant les toxines. Cette pratique permet d'améliorer la concentration, la souplesse, tonifie le corps et détend.

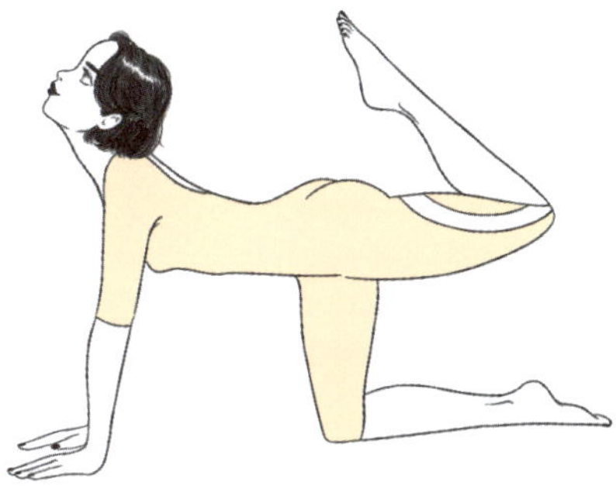

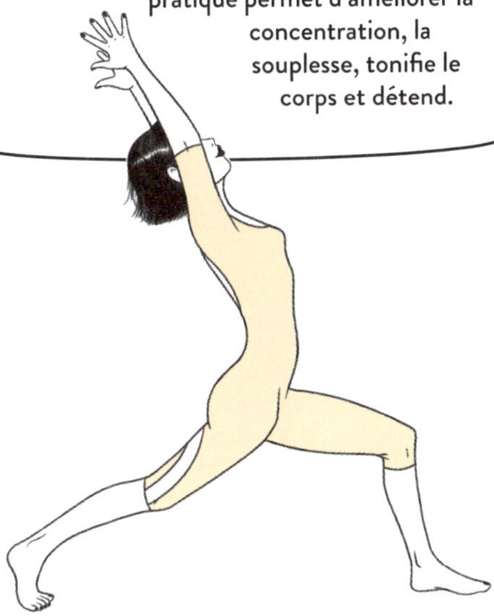

## LE YIN YOGA

*Le nouveau yoga*

Le Yin Yoga est un nouveau yoga. Inventé il y a à peine vingt ans, ce yoga repose sur 3 grands fondements : la médecine chinoise et les méridiens, les postures de yoga et l'approche lente du taoïsme. Lors d'une séance de Yin, il y a entre 8 et 10 postures maximum. Chacune des postures est maintenue entre 4 et 7 minutes. Ce yoga est parfait pour les personnes au tempérament de feu. S'installer dans une posture et laisser faire les choses n'est jamais simple pour les grands stressés !

# LA RESPIRATION

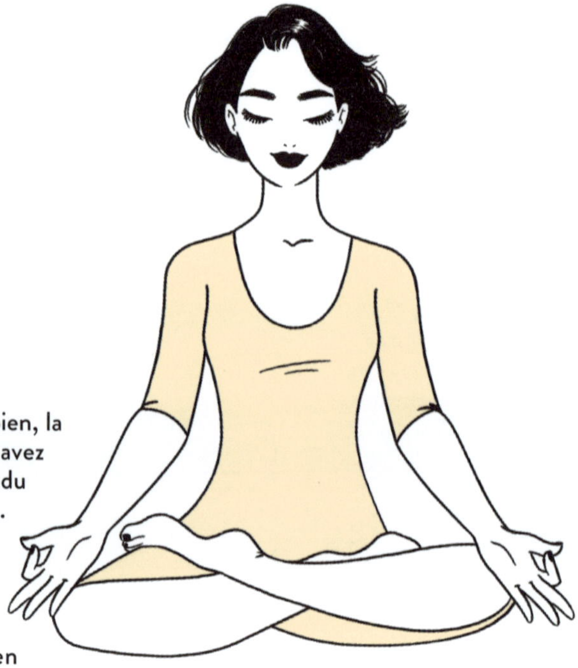

Si vous vous souvenez bien, la première fois que vous avez respiré, c'est à la sortie du ventre de votre mère. C'est à ce moment-là, pour la toute première fois que vous avez pris le contrôle de votre respiration. Et vous en serez maître jusqu'à votre dernier souffle. Le cerveau et le système nerveux sont les régulateurs de chacune de nos respirations. Elles acheminent l'oxygène à nos cellules et éliminent le dioxygène.

Au fil de la journée, nos respirations balayent notre corps tel un courant d'air qui va nettoyer l'organisme. Bien que la respiration soit automatique, c'est en se focalisant sur elle, en la travaillant jour après jour que nous avons la capacité d'améliorer notre condition physique et notre calme intérieur.

Pour vous donner un exemple, lors d'une inspiration dite « normale », une personne emmagasine environ 500 cm$^3$ d'O2. Si cette même personne décide de prendre une profonde et longue inspiration, elle passe alors à 3000 m$^3$, soit 6 fois plus !

**ASTUCE**

Une respiration contrôlée et entraînée permet au corps de réguler son niveau de stress, d'améliorer les échanges intra et extracellulaires, et de limiter les dérèglements hormonaux et les inflammations.
Une bonne respiration est la clé de votre ligne !

**« RESPIRER, C'EST VIVRE »**
**PATANJALI**

## COMMENT ÇA FONCTIONNE ?

Il existe 4 étapes importantes dans la respiration :

**1**

### L'INSPIRATION

C'est l'ouverture de la cage thoracique lorsque vous inspirez en début de posture. Elle permet au muscle du diaphragme de s'ouvrir et de descendre pour laisser les poumons se remplir d'O2. Les côtes s'ouvrent alors et les muscles intercostaux se déploient telle une fleur de lotus à 12 pétales (symbole du chakras du cœur, de la confiance en soi, de l'amour).

**2**

### LA RÉTENTION À POUMONS PLEINS

C'est une pause naturelle qui existe entre l'inspiration et l'expiration. Vous découvrirez véritablement son existence dans les exercices de respiration qui suivent... Mais il est bon au quotidien d'observer sa respiration et de remarquer le moment de la rétention parfois à peine perceptible.

**3**

### L'EXPIRATION

C'est le relâchement des muscles de la cage thoracique lorsque le CO2 est expulsé des poumons par la bouche ou par le nez. En yoga, c'est le plus souvent par le nez. Les poumons sont alors vides, le diaphragme remonte, les côtes s'abaissent. Notre lotus à 12 pétales se referme un instant.

**4**

### LA RÉTENTION À POUMONS VIDES

C'est l'autre moment de pause juste avant une nouvelle inspiration. Elle est souvent imperceptible dans le quotidien des gens stressés ! Mais si on y prête attention, elle est discrète lors d'une respiration normale et peut prendre beaucoup de place lors d'exercices pour se détendre.

# UN NOUVEAU SOUFFLE

La respiration permet d'apaiser le système nerveux, d'abaisser la fréquence cardiaque. Elle calme le cœur, c'est physiologique. Et une respiration contrôlée, c'est aussi un mental apaisé, une prise de recul sur bien des situations déplaisantes.

Voici 4 respirations pour soulager votre tête, et contrôler les hormones du stress !

## BRAHMARI

Le bourdonnement de l'abeille

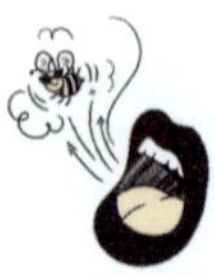

Cette respiration est surprenante. D'ailleurs, lorsque je la fais pratiquer à mes élèves, c'est souvent une source de grands éclats de rire ! Brahmari est très efficace contre les angoisses, permet le retrait des sens vers l'intérieur. C'est la respiration de la reconnexion avec soi. Brahmari Pranayama réduit l'anxiété et favorise grandement le sommeil. Il produit une onde de détente dans l'esprit et dans tout le corps. C'est une manière de se régénérer rapidement en cas de fatigue ou de grand stress.

Installez vous en position assise, sur un coussin ou sur une chaise. Bouchez vos oreilles avec vos pouces et placez le reste de vos doigts sur vos yeux. Inspirez profondément par le nez, puis expirez longuement en bourdonnant telle une abeille. Recommencez durant plusieurs minutes et découvrez l'incroyable sensation de détente.

## BASTRIKA ABDOMINAL

La respiration du forgeron

C'est l'une des respirations les plus importantes en yoga. On l'appelle aussi la respiration du forgeron ! C'est une respiration puissante qui purifie le corps, stimule le système immunitaire mais surtout qui débloque le souffle et les tensions mentales.

Installez-vous dans une position confortable du tailleur, ou du lotus. Expirez fortement par le nez en rentrant le ventre puis inspirez en sortant le ventre. Le temps d'expiration doit être le même que le temps d'inspiration. Votre souffle doit imiter le soufflet utilisé pour raviver la flamme d'un feu de cheminée. Maintenez cette cadence pendant 1 minute puis inspirez, maintenez une rétention à poumons pleins puis recommencez 3 à 5 fois.

Lors de l'inspiration visualisez un point entre vos sourcils et lors de l'expiration, un point au niveau de votre bassin.

À la fin de votre série, prenez quelques instants pour observer ce qu'il se passe dans votre corps. Sentez l'énergie en vous, et cette sensation de libération du souffle.

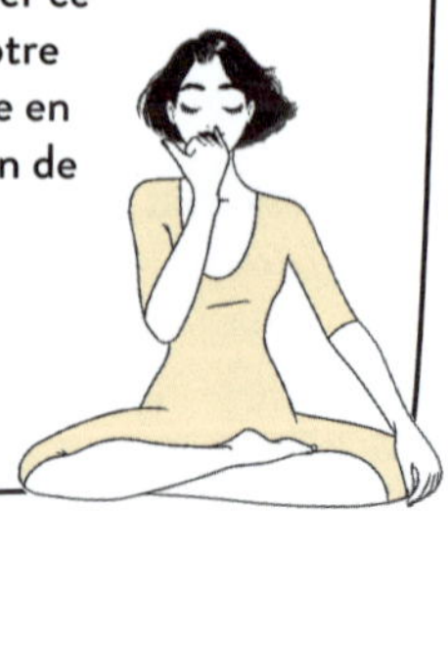

## SAMAVRITTI

### La respiration du carré

Comme son nom l'indique cette respiration fait appelle à la visualisation du carré. C'est une technique respiratoire qui permet d'améliorer la concentration, mais surtout, qui amène le calme intérieur. Elle est idéale avant de commencer votre séance. Vous serez plus facilement concentré et connecté avec votre « vous intérieur ». Et qui dit meilleure concentration, dit meilleur résultat sur votre ligne.

Installez-vous dans la position du tailleur ou assis, le dos bien droit. Fermez les yeux, relâchez les mains sur vos genoux. Inspirez sur 5 temps en visualisant le premier trait de votre carré. Maintenez une rétention à poumons pleins durant 5 temps et visualisez le second trait du carré. Expirez sur 5 temps, toujours par le nez et visualisez le 3e trait du carré. Enfin, maintenez durant 5 temps une rétention à poumon vide et finaliser votre carré.

Recommencez ainsi pendant 2 minutes, puis augmentez peu à peu votre temps de concentration.

Physiologiquement, que se passe-t-il ? Vos battements cardiaques ralentissent, votre tension artérielle aussi et les hormones du stress s'endorment pour le plus grand bonheur de votre mental !

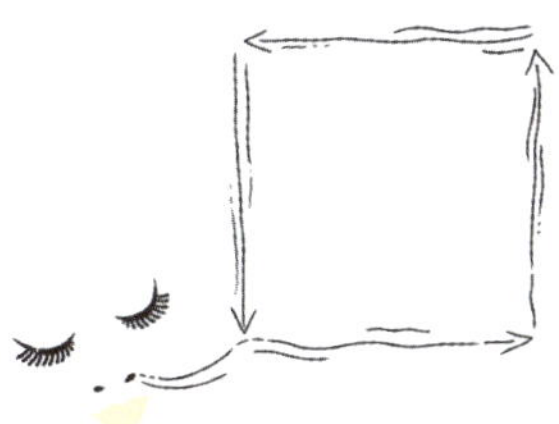

## MAHA BANDHA

### Le grand verrou

Cette respiration travaille et régule le système endocrinien. Elle aide à régénérer les cellules du corps et permet de rentrer plus facilement en méditation. Elle apaise les tensions et libère le mental.

Installez-vous en position du tailleur ou du lotus. Le dos doit être droit et les mains en appui sur les genoux. Fermez les yeux et détendez-vous. Expirez complètement pour vider les poumons et le ventre. Maintenez quelques secondes cette rétention à poumons vides. Verrouillez le périnée, rentrez le ventre et rentrez le menton.

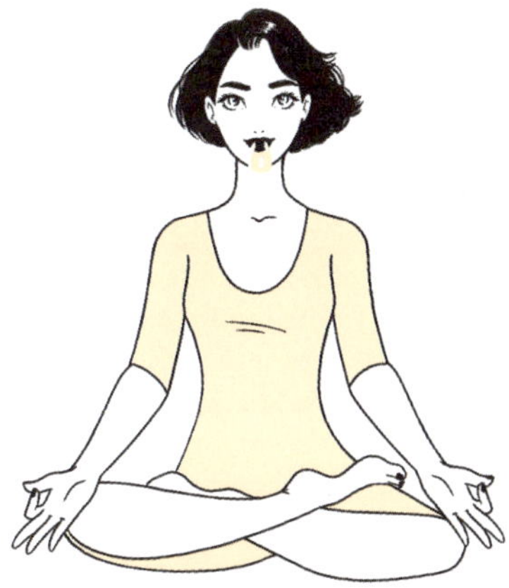

Inspirez lentement en redressant la tête, le regard droit devant vous, relâchez les épaules. ET une respiration de faite ! Gardez les yeux fermés, détendez-vous le temps de reprendre une respiration normale. Recommencez. Augmentez progressivement le nombre de respiration pour atteindre 9.

# LE MATÉRIEL

Se mettre au yoga est assez simple, c'est une philosophie de vie ! Seul le ciel est la limite ! Comme moi, vous pouvez même pratiquer sans tapis, n'importe où, quand l'envie vous prend. Par exemple, quand j'ai envie de me recentrer, je médite durant mes trajets... La méditation, c'est aussi pratiquer le yoga ; et cela peut se faire au bureau, à l'arrêt du bus, dans une salle d'attente. L'essentiel est d'avoir envie de le faire.

Rassurez-vous, la pratique du yoga est possible aussi dans des conditions moins roots !

Alors, de quoi le yogi a besoin ?

## UN TAPIS DE YOGA

Et non de gym, car ces derniers sont trop épais. Il vous sera difficile de trouver l'équilibre dans les postures sur un pied. Votre tapis doit être antidérapant et au minimum de 5 mm d'épaisseur et maximum 1,5 cm. Il en existe de toutes les couleurs, avec des motifs, et de plusieurs tailles. Il y a la version de voyage qui se plie, d'autres qui se roulent et se rangent dans des sacs de transport ou juste avec une sangle pour le porter en bandoulière.

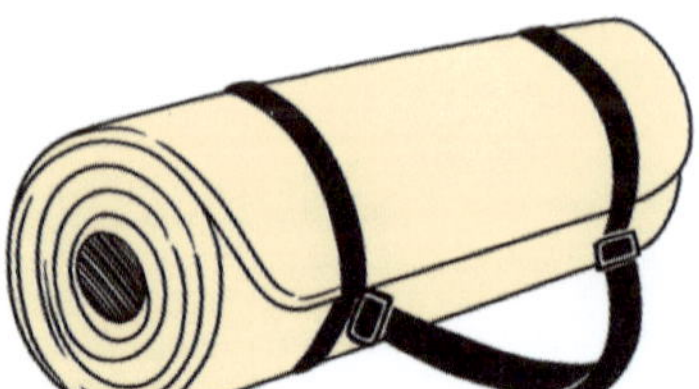

## DES BRIQUES

En général, deux suffisent. Ce sont des briques de forme rectangulaire en bois, en liège ou en mousse dure. Elles permettent aux yogis qui ont des douleurs de dos de pouvoir surélever leur bassin lorsqu'ils sont assis en tailleur. Elles servent aussi à adopter le bon placement lorsque certaines postures demandent une bonne souplesse. Ce sont des aides !

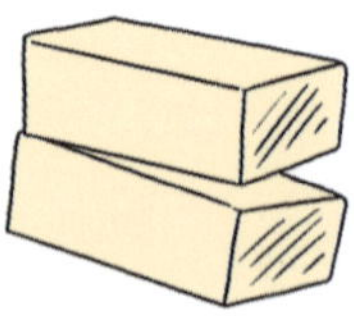

## UNE SANGLE OU UN ÉLASTIQUE ASSEZ RIGIDE

Idéal pour aller chercher ses pieds lorsque l'on n'arrive pas à les attraper directement. Je pense à la posture de la pince assis par exemple ou aux torsions du buste. C'est là encore, une aide précieuse. Car en yoga, il faut savoir que ce n'est pas la finalité de la posture qui importe, mais le chemin par lequel vous passez. Alors, on respecte son corps, son niveau, et on se fait aider pour passer à l'étape d'après sans se blesser !

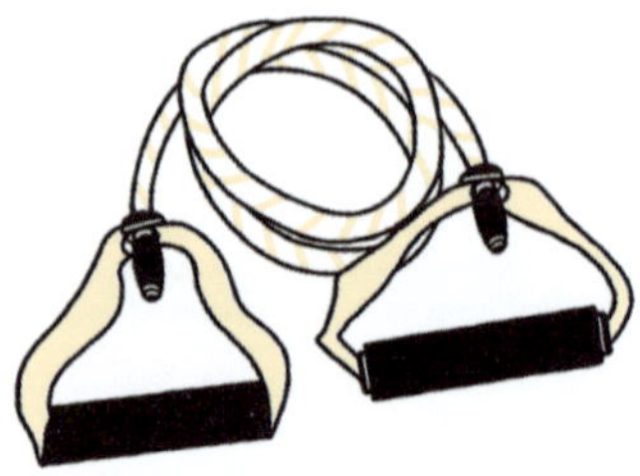

# LES POSTURES

## LES ESSENTIELS

J'ai choisi pour vous 20 postures qui feront bien travailler votre corps.

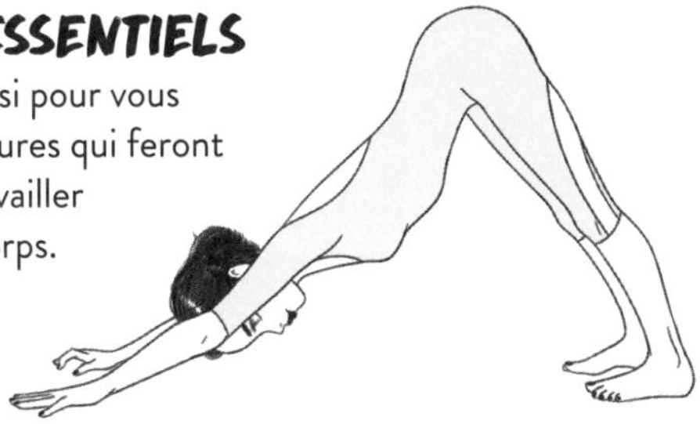

## UN PEU DE RÊVE

Avez-vous déjà rêvé d'être un guerrier ? Une barque sur l'eau ? Un lapin ou un cobra ? Bienvenue dans le monde du yoga.

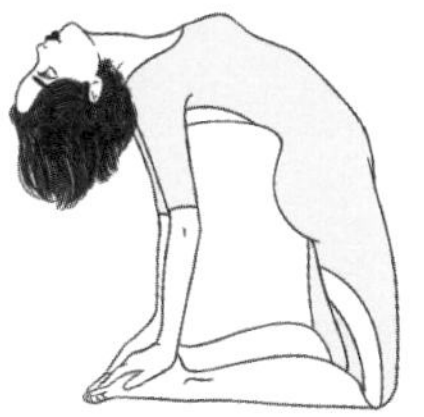

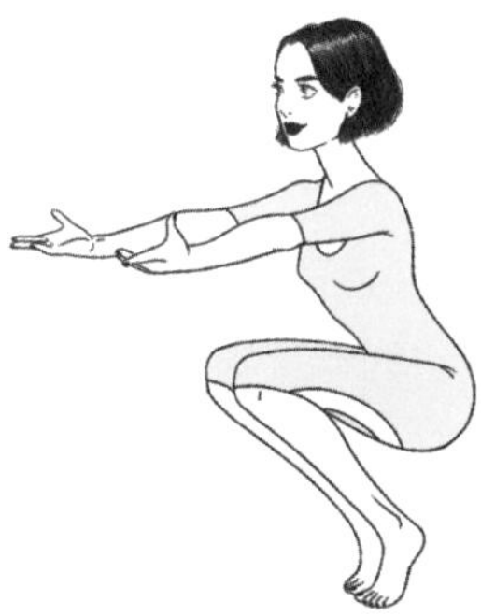

## ET SURTOUT

L'important est de res-pi-rer ! Je vous conseille le nombre de respirations à tenir dans chaque posture.

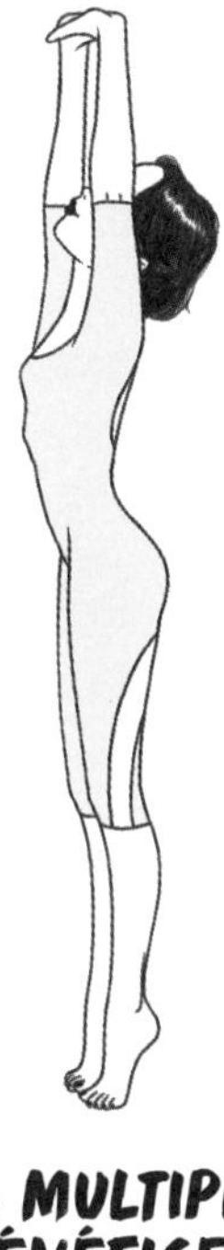

## DES MULTIPLES BÉNÉFICES

Ces postures feront travailler votre corps dans son ensemble, votre cœur, mais aussi des « cibles » de choix : fesses, jambes, ventre... A vous de choisir.

# 20 POSTURES FONDAMENTALES

Voici 20 postures fondamentales et particulièrement efficaces pour mincir et déstresser. Découvrez-les à votre rythme, vous verrez, elles vous feront du bien !

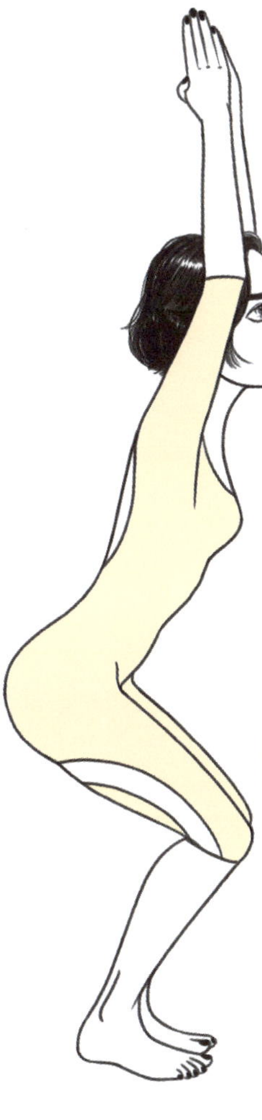

1. La demi-lune
2. Le guerrier I
3. Le guerrier II
4. Le guerrier III – Eka Padasana
5. Le triangle
6. Le chien tête en bas
7. Le cobra – Bhujangasana
8. La chaise - Uktasana
9. Le pont – Kandharasana
10. La pince debout – Padahastasana
11. L'angle droit
12. Le palmier debout - Tadasana
13. Le chameau - Ushtrasana
14. La grande fente Ashwa - Sanchalansana
15. Du lapin au cobra
16. Le tigre – Vyaghrasana
17. La planche – Santolanasana
18. Le bambou
19. La barque
20. L'extension des jambes allongée - Pasotthanasana

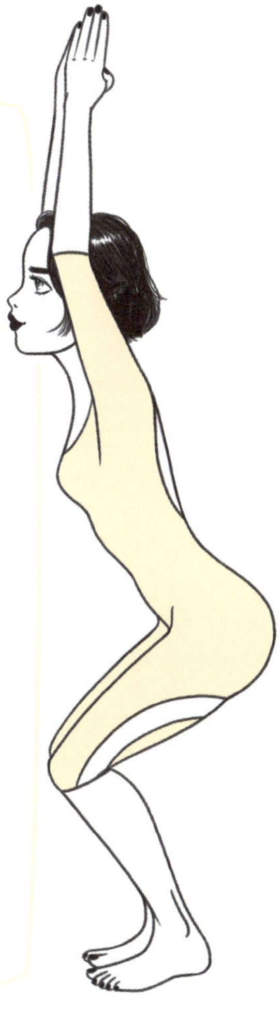

# DEMI-LUNE

Cette posture aligne les vertèbres, étire le dos et oxygène les organes.

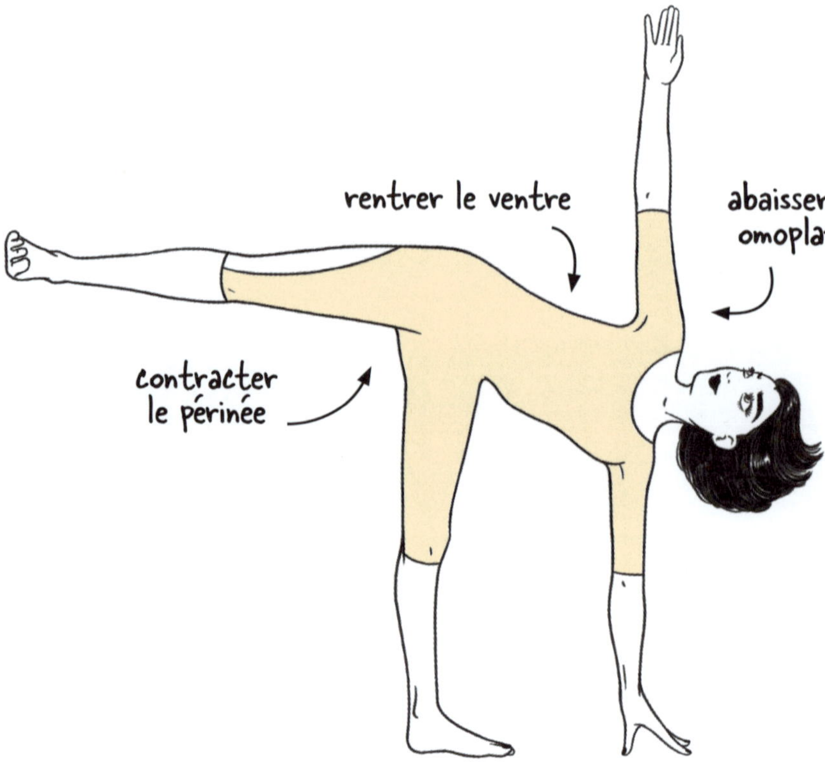


1 Debout les pieds joints et les bras le long du corps. Inspirez en ouvrant vos côtes et montez les bras au-dessus de la tête en gardant la tête droite. Les paumes de main sont jointes. Le poids du corps autant sur les orteils que sur les talons.

2 Expirez et inclinez le buste sur la droite pour étirer la taille. Inspirez et revenez au centre puis expirez de nouveau, et inclinez le buste sur la gauche.

**RESPIRATION**

Maintenez la posture de 3 à 5 respirations

# LE GUERRIER I

Cette posture renforce et sculpte les cuisses, les fessiers et le dos. Elle développe la force mentale, la stabilité du dos. Elle est aussi très efficace pour affiner les bras.

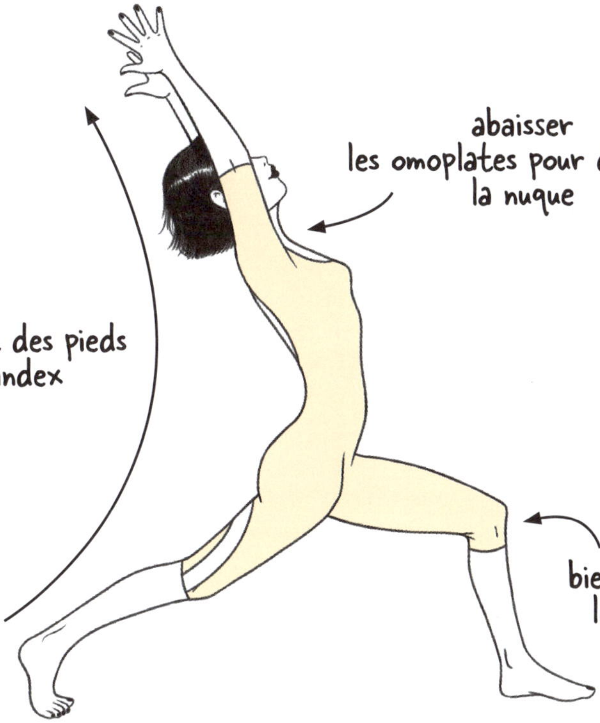
abaisser les omoplates pour dégager la nuque
l'énergie part des pieds vers les index
bien stabiliser les jambes

1. Debout les pieds joints et les bras le long du corps. Inspirez en ouvrant vos côtes et montez les bras au-dessus de la tête en gardant la tête droite.

**RESPIRATION**

Maintenez la posture de 3 à 5 respirations

2. Reculez la jambe droite loin derrière. Votre pied droit doit être perpendiculaire au pied gauche. Fléchissez la jambe gauche, tout en gardant les bras à la verticale, les mains jointes, tout en relevant les index au plafond. Le buste reste bien face à votre genou gauche. Changez de jambe quand vous aurez terminé vos respirations.

# LE GUERRIER II

Cette posture renforce et sculpte les cuisses, les fessiers. Cette aussi une posture qui développe la force mentale. Le dos est lui aussi renforcé ainsi que les bras.

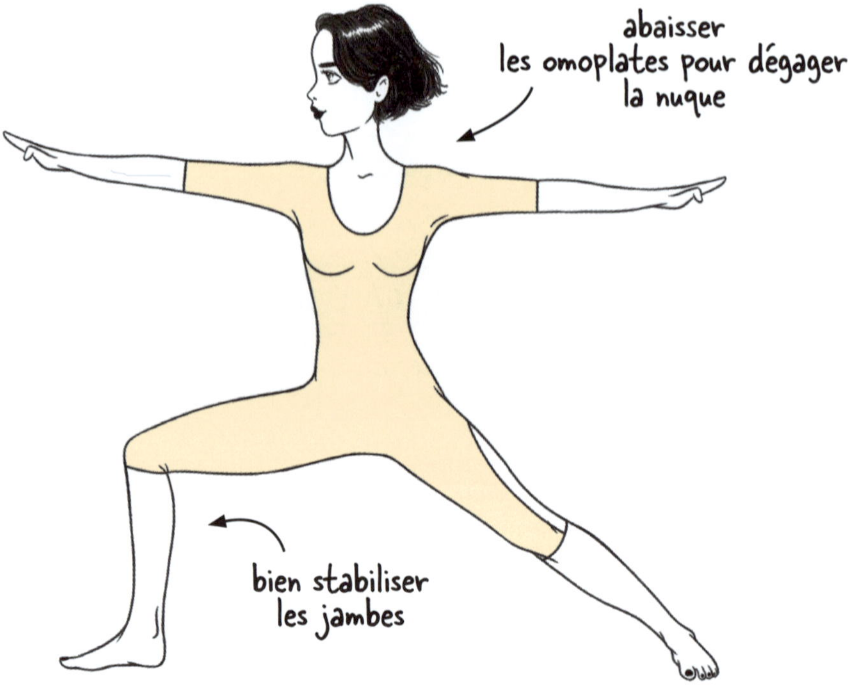
abaisser les omoplates pour dégager la nuque
bien stabiliser les jambes

1. Debout les pieds joints et les bras le long du corps, inspirez en ouvrant vos côtes et montez les bras au-dessus de la tête en gardant le cou droit.

2. Reculez la jambe droite loin derrière. Votre pied droit doit être perpendiculaire au pied gauche. Fléchissez la jambe gauche, écartez les bras à l'horizontale en expirant. Le buste est de profil. Changez de jambe quand vous aurez terminé vos respirations.

**RESPIRATION**

Maintenez la posture de 3 à 5 respirations

# LE GUERRIER III

Cette posture renforce le dos et sculpte l'arrière des cuisses et les fessiers. Elle développe l'équilibre et la force mentale.

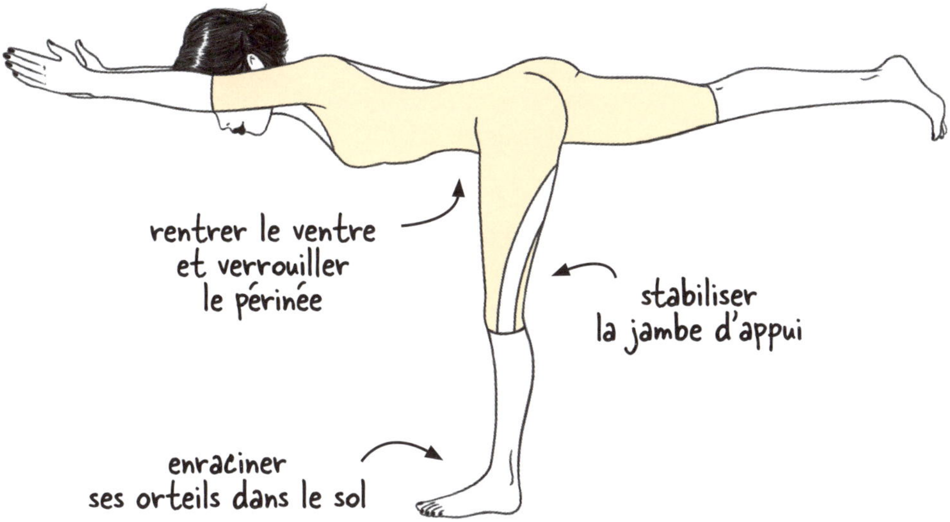


1 Partez de la posture du guerrier I.

2 Votre pied droit est perpendiculaire au pied gauche. Fléchissez la jambe gauche. Le buste est de face. Inspirez en ouvrant bien les côtes, puis, lors de l'expiration poussez fortement sur la jambe droite pour la décoller du sol. Vous effectuez donc une planche en équilibre en appui sur la jambe gauche. La jambe droite est le plus aligné possible aux bras. Revenez en guerrier II pour ensuite changer de jambe quand vous aurez terminé vos respirations.

**RESPIRATION**

Maintenez la posture de 3 à 5 respirations

# LE TRIANGLE

Cette posture renforce l'intérieur des cuisses. Elle sculpte la taille, et libère le bassin. C'est aussi une posture qui développe l'équilibre et la stabilité mentale. Le dos est aussi renforcé ainsi que les bras.

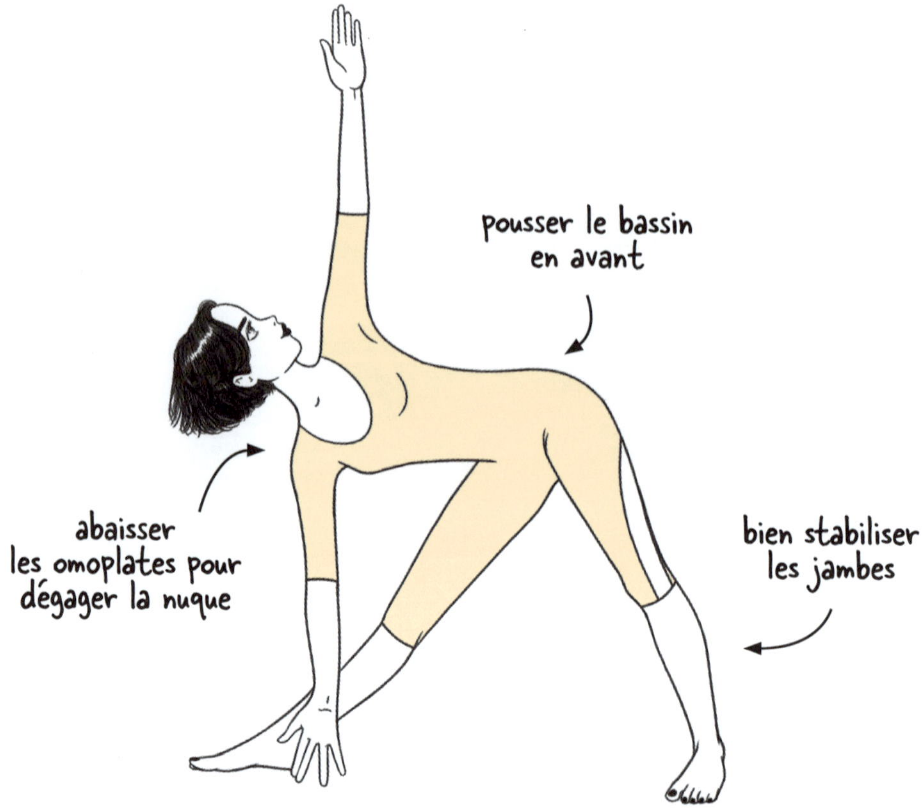
pousser le bassin en avant
abaisser les omoplates pour dégager la nuque
bien stabiliser les jambes

1 Debout les pieds joints et les bras le long du corps. Inspirez en ouvrant vos côtes et montez les bras au-dessus de la tête en gardant la tête droite.

**RESPIRATION**

Maintenez la posture de 3 à 5 respirations

2 Reculez la jambe droite loin derrière. Votre pied droit doit être perpendiculaire au pied gauche. Les 2 jambes sont bien tendues, les bras écartés à l'horizontal pendant l'expiration. Le buste est de profil. Inspirez en allongeant le bras gauche le plus possible en le gardant à l'horizontale, puis à l'expiration amenez la main gauche sur le tibia gauche. Le bras droit est tendu en direction du ciel. Changez de jambe quand vous aurez terminé vos respirations.

# LE CHIEN TÊTE EN BAS

Cette posture étire le dos, relance la circulation sanguine et sculpte les bras et le dos. C'est aussi une posture qui réoxygène le cerveau et ralentit l'arrivée des rides sur le visage.

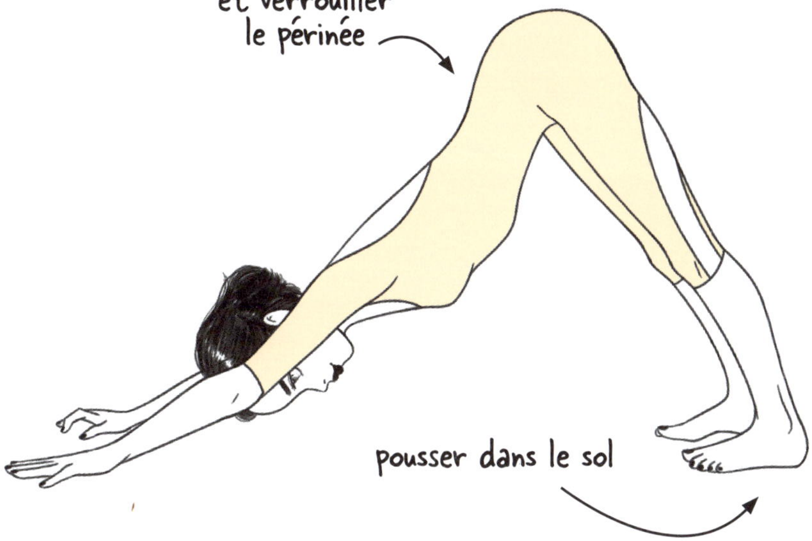

rentrer le ventre et verrouiller le périnée
pousser dans le sol


1 Placez-vous au sol à 4 pattes. Inspirez sans bouger.

**RESPIRATION**

Maintenez la posture de 3 à 5 respirations

2 Poussez dans les mains et les pieds pour monter le coccyx au plafond, et tendre les jambes. Maintenez la posture en étirant les chevilles, comme si vous vouliez poser les talons au sol (Personne n'y arrive, n'allez pas trop loin ;-)) Les jambes sont tendues, tout comme les bras, la tête dans le prolongement du dos.

LES POSTURES

# LE COBRA

Cette posture sculpte toute la chaîne postérieure (tous les muscles du dos, les fessiers, l'arrière des cuisses), ainsi que les triceps. Elle étire les viscères ce qui permet la détente des abdominaux.

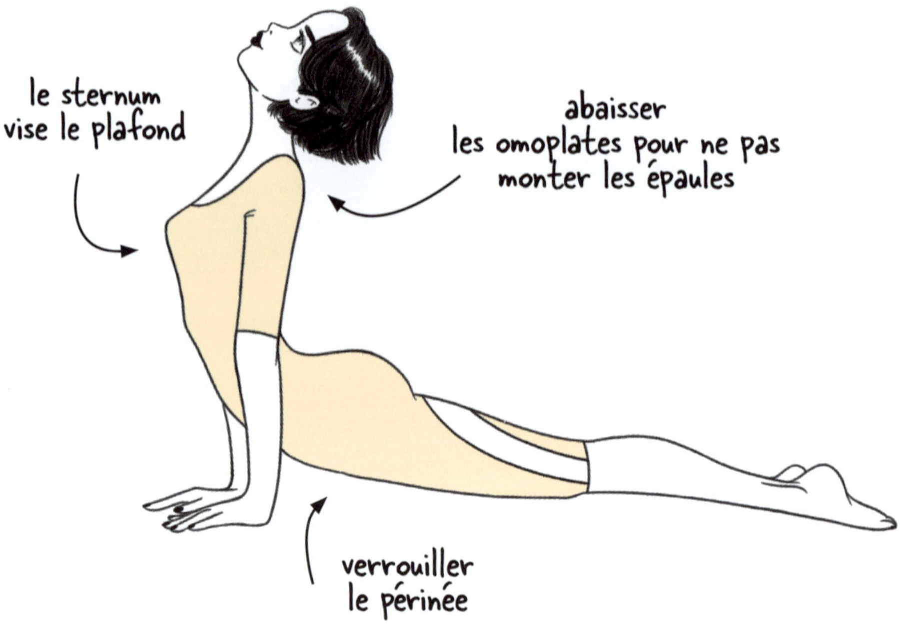


1 Allongée sur le ventre, les mains à plat de part et d'autre des côtes flottantes, le front au sol.

2 Inspirez en redressant le buste tout en repoussant fortement sur les mains. Gardez les coudes serrés et fléchis. Contractez les fessiers. Une fois terminé, ramenez le ventre et le front au sol.

**RESPIRATION**

Maintenez la posture de 3 à 5 respirations

# LA CHAISE

Cette posture aligne les vertèbres, sculpte les cuisses et les fessiers. Elle travaille la résistance et la force intérieure.

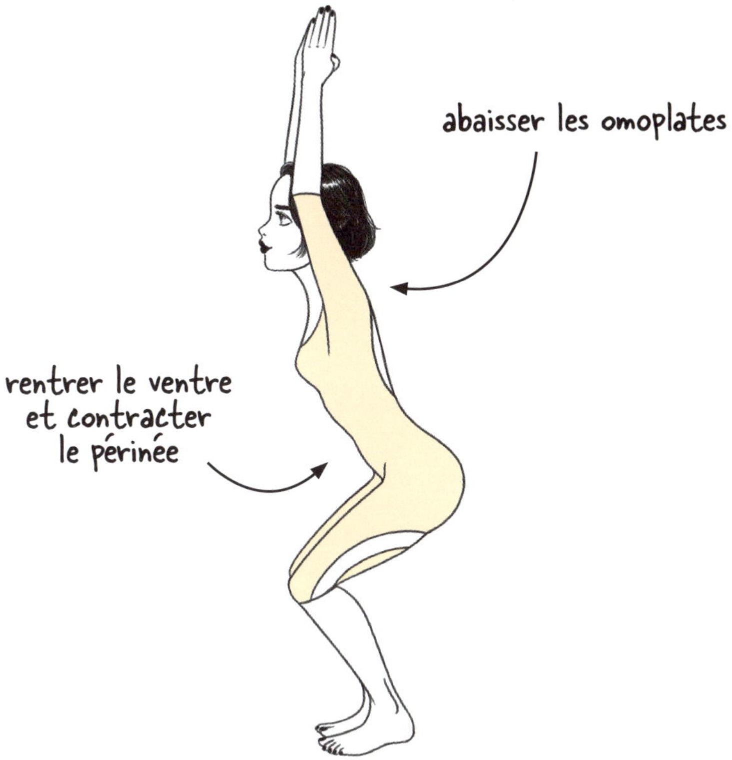

abaisser les omoplates
rentrer le ventre et contracter le périnée


1. Debout les pieds joints et les bras le long du corps. Inspirez en ouvrant vos côtes et montez les bras au-dessus de la tête en gardant la tête droite. Les paumes de main sont parallèles et doigts ouverts. Le poids du corps autant sur les orteils que sur les talons. Fléchissez les jambes comme pour venir vous asseoir.

2. Expirez tout en gardant cette position de jambes fléchies. Le poids du corps bascule naturellement sur les talons.

**RESPIRATION**

Maintenez la posture de 3 à 5 respirations

# LE PONT

Cette posture étire et renforce le dos. Elle sculpte les fessiers, l'arrière des cuisses et les lombaires. Elle permet un alignement des vertèbres cervicales. Sur le plan mental, elle calme les angoisses et élimine la colère.

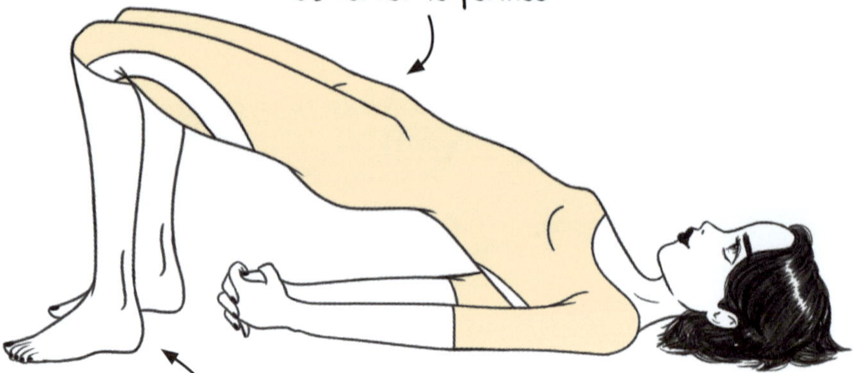


1. Allongé sur le dos, les bras le long du corps et les genoux fléchis, attrapez vos chevilles tout en gardant la nuque longue. Inspirez.

2. Poussez le bassin en direction du ciel en expirant et maintenez la posture. La nuque est bien allongée.

**RESPIRATION**

Maintenez la posture de 3 à 5 respirations

# LA PINCE DEBOUT

Cette posture étire les vertèbres, sculpte l'arrière des cuisses. Elle relance la circulation, travaille sur les organes pour éliminer les toxines.

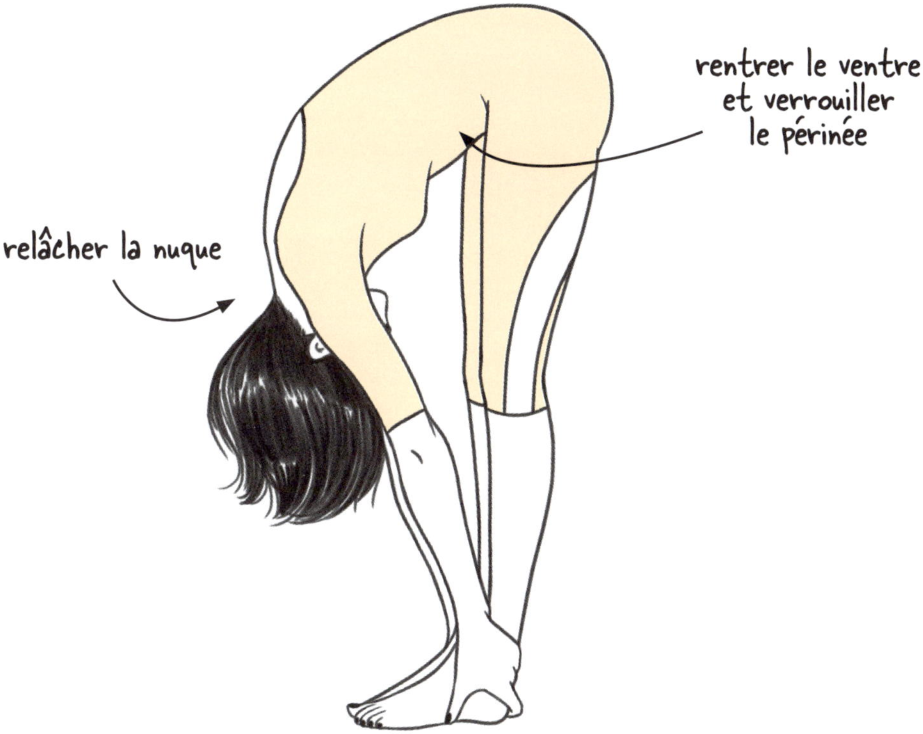
rentrer le ventre
et verrouiller
le périnée
relâcher la nuque

1 Debout les pieds joints et les bras le long du corps. Inspirez en ouvrant vos côtes et enroulez la colonne vertébrale vers le bas. Attrapez ainsi les mollets en écartant les coudes.

2 Expirez et tirez sur les mollets pour laisser le moins d'espace possible entre les cuisses et le ventre. Gardez les jambes tendues.

**RESPIRATION**

Maintenez la posture de 3 à 5 respirations

# L'ANGLE DROIT

Cette posture renforce le dos, et sculpte l'arrière des cuisses. Elle améliore la posture, et la souplesse des jambes. Elle travaille sur les organes pour éliminer les toxines.

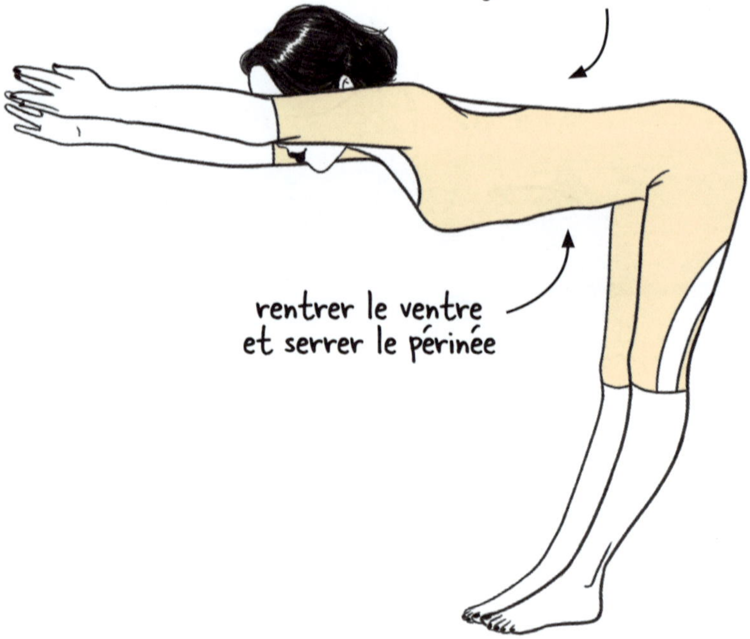


1. Debout les pieds écartés, beaucoup plus que la largeur des épaules. Les pieds sont parallèles. Inspirez en montant les bras au ciel.

2. Expirez et penchez le buste en avant pour qu'il soit le plus possible parallèle au sol. Le poids du corps est sur les talons. Les bras sont dans l'alignement du dos.

**RESPIRATION**

Maintenez la posture de 3 à 5 respirations

# LE PALMIER DEBOUT

Cette posture aligne les vertèbres, étire le dos et oxygène les organes. Elle ouvre les épaules et travaille l'équilibre.

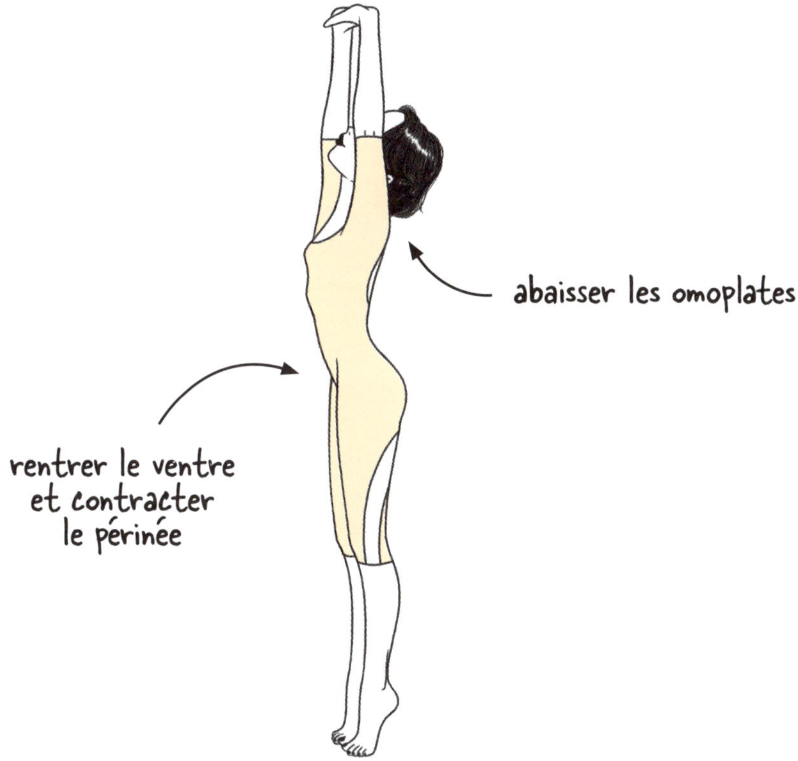


1 Debout les pieds joints et les bras le long du corps. Inspirez en ouvrant vos côtes et montez les bras au-dessus de la tête en gardant la tête droite. Décollez les talons du sol. Les paumes de main sont jointes et les doigts entrecroisés. Le poids du corps est autant sur les orteils que sur les talons.

2 Expirez et retournez les paumes de main au ciel en gardant les bras bien tendus.

**RESPIRATION**

Maintenez la posture de 3 à 5 respirations

# LE CHAMEAU

Cette posture renforce les muscles du dos, contracte les fessiers et améliore la posture. Elle étire aussi tous les muscles de la face antérieure (abdos, pectoraux, cuisses). Sur le plan mental, elle libère les tensions et les angoisses au niveau du diaphragme.

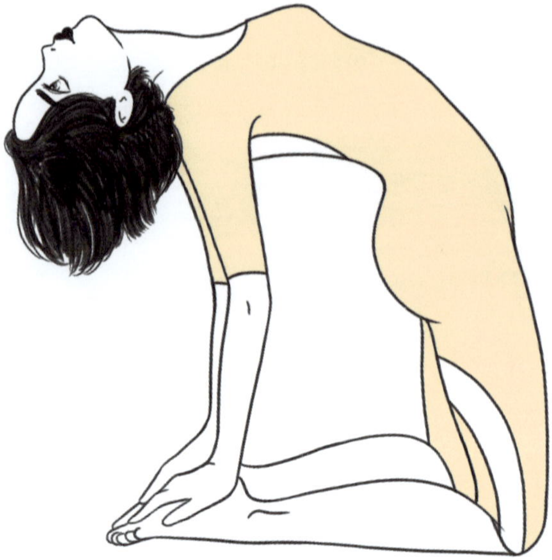

1. Les genoux au sol, écartés de la largeur du bassin. Inspirez et placez les paumes des mains sur le haut des fessiers tout en serrant les omoplates et les coudes.

2. Poussez à l'aide de vos mains le bassin sur l'avant, levez le menton tout en gardant le ventre rentré et les fessiers contractés.

**RESPIRATION**

Maintenez la posture de 3 à 5 respirations

# LA GRANDE FENTE

Cette posture sculpte les cuisses, les fessiers et les bras. Elle renforce aussi la posture. Sur le plan mental, elle donne de l'énergie et de la confiance en soi.

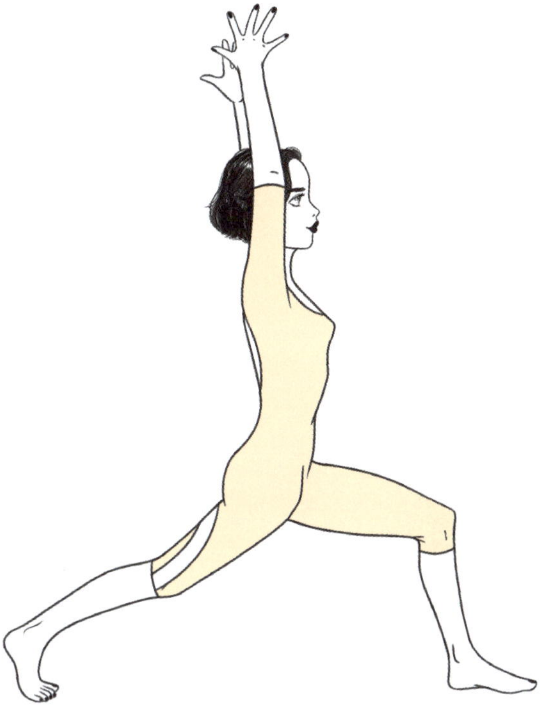

1. Debout les pieds joints et les bras le long du corps. Inspirez en ouvrant vos côtes et montez les bras au-dessus de la tête en gardant la tête droite. Les doigts sont ouverts et les mains parallèles. Reculez d'un très grand pas avec la jambe droite et restez en appui sur demi-pointe.

2. Expirez tout en fléchissant le genou gauche sans que celui-ci ne dépasse votre cheville. Gardez la jambe droite bien tendue et étirez votre dos.

**RESPIRATION**

Comptez jusqu'à 3 le temps de chaque respiration, puis changez de jambe

# DU LAPIN AU COBRA

Cet enchaînement de postures permet de déverrouiller la colonne vertébrale, de renforcer le dos et les bras, d'amener le calme intérieur et la confiance en soi.

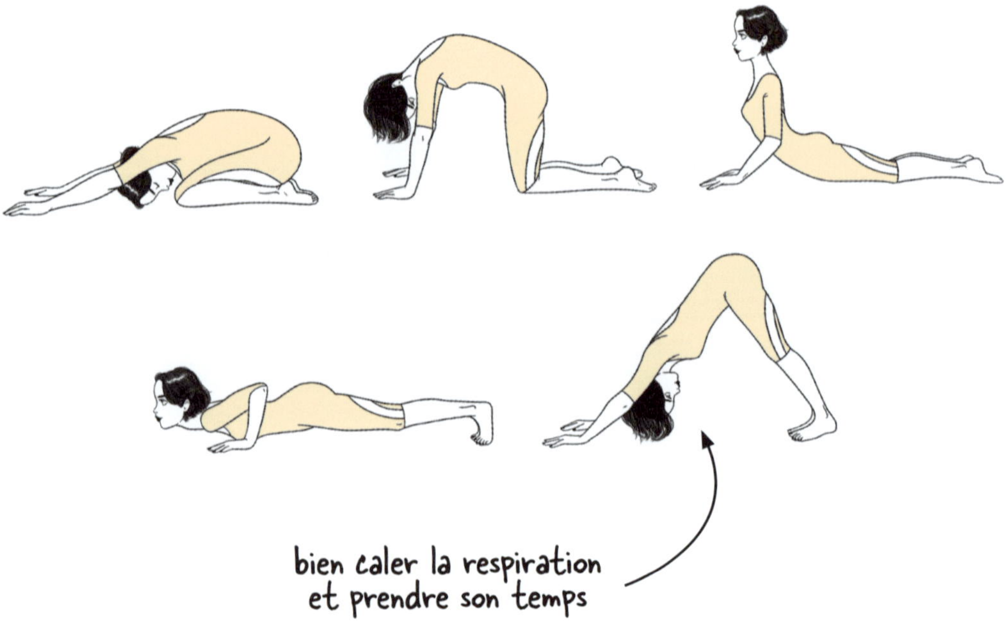


1 À quatre pattes au sol. Il s'agit d'un enchaînement. Inspirez et placez-vous dans la posture de l'enfant. C'est-à-dire, ramenez le bassin sur vos talons tout en gardant les bras tendus devant vous. Expirez et tenez la posture. Inspirez de nouveau sans bouger, puis à l'expiration, revenez à 4 pattes avec le dos rond et la tête bien rentrée. Inspirez en fléchissant les coudes pour adopter la posture du cobra. Expirez et venez vous allonger à plat ventre, le front contre le sol. Inspirez et revenez à 4 pattes puis expirez et poussez les fessiers en direction du plafond pour venir en chien tête en bas, les jambes bien tendues. Inspirez et revenez à 4 pattes dans la posture initiale.

**RESPIRATION**

Effectuez cette routine 5 fois. Prenez le temps de faire un mouvement une inspiration, un mouvement, une expiration

# LE TIGRE

Cette posture sculpte le dos, les fessiers, et renforce les bras. C'est aussi une posture qui réoxygène le corps, stimule les organes et élimine la colère.

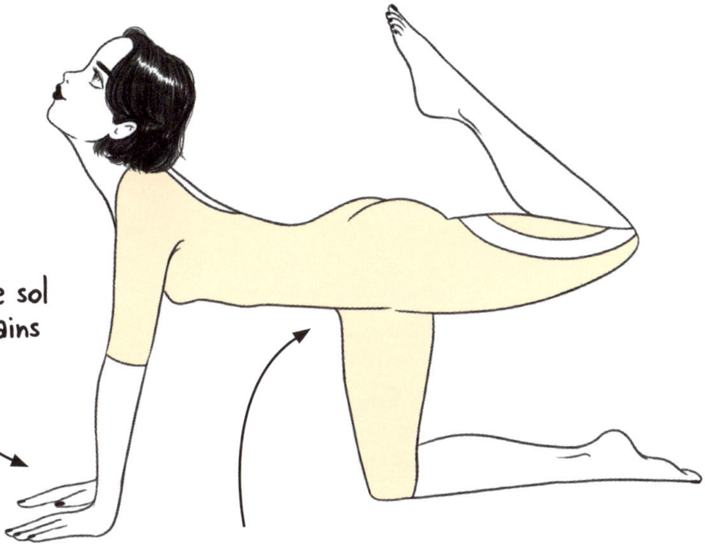


1 Au sol à 4 pattes, les genoux serrés. Inspirez en montant la jambe droite sur l'arrière le plus haut possible. Une fois au maximum de vos capacités, fléchissez le genou comme pour venir toucher votre tête avec la pointe de votre pied.

2 Expirez en ramenant le genou droit au front. Le dos est arrondi.

**RESPIRATION**

Effectuez 3 à 5 séries de chaque jambe

# LA PLANCHE

Cette posture sculpte le ventre et les bras, renforce le dos. C'est aussi une posture qui développe la force mentale.

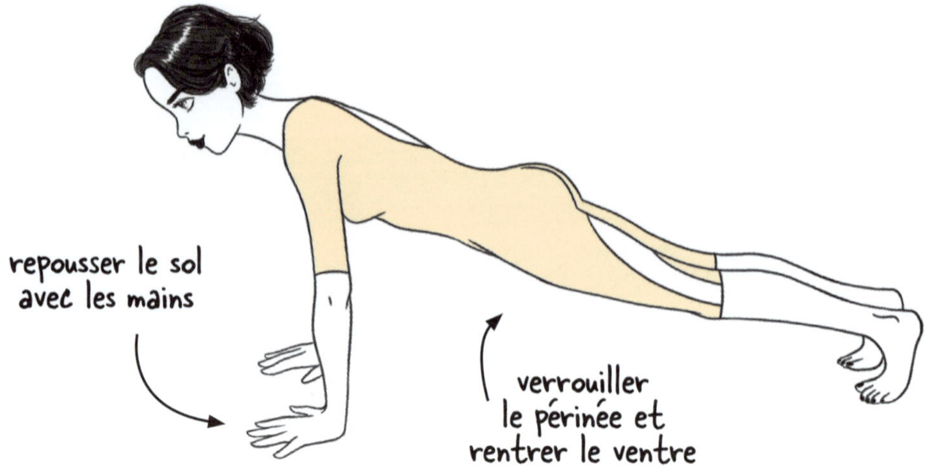


1 Au sol à 4 pattes, le dos droit. Inspirez en montant et en tendant les jambes pour venir en planche.

2 Expirez en maintenant la posture, le ventre bien rentré, les épaules basses et les bras tendus.

**RESPIRATION**

Maintenez la posture de 3 à 5 respirations

# LE BAMBOU

Cette posture sculpte les jambes, renforce les abdominaux, et travaille l'équilibre. Sur le plan mental, le bambou apporte sérénité, calme intérieur et force mentale.

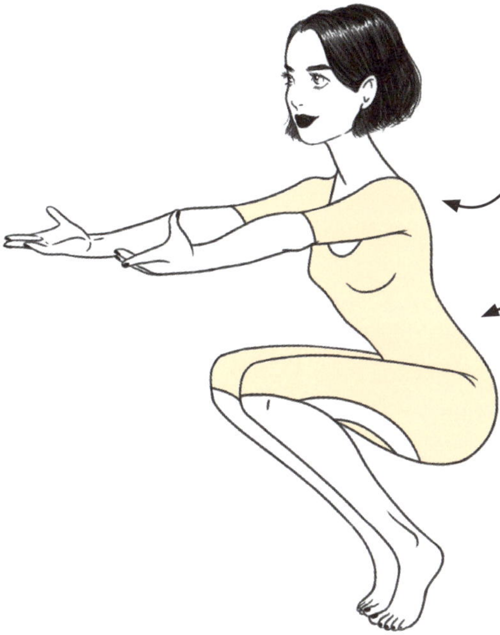


1 Debout les pieds joints et les bras le long du corps. Inspirez en ouvrant vos côtes et montez les bras à l'horizontal, les paumes de mains en direction du ciel. Prenez appui sur les orteils. Expirez et descendez accroupi sans reposer les talons.

2 Inspirez en restant accroupi, les talons décollés et les bras devant vous. Expirez et repoussez dans le sol pour revenir debout les talons toujours décollés. Inspirez sans bouger et expirez pour revenir dans la position de départ.

**RESPIRATION**

Un mouvement, une respiration.
Effectuez le mouvement de 3 à 5 respirations

# LA BARQUE

Cette posture sculpte le ventre et renforce le dos. C'est aussi une posture qui développe l'équilibre et la concentration. La barque stabilise le mental et emmagasine l'énergie dans le ventre.

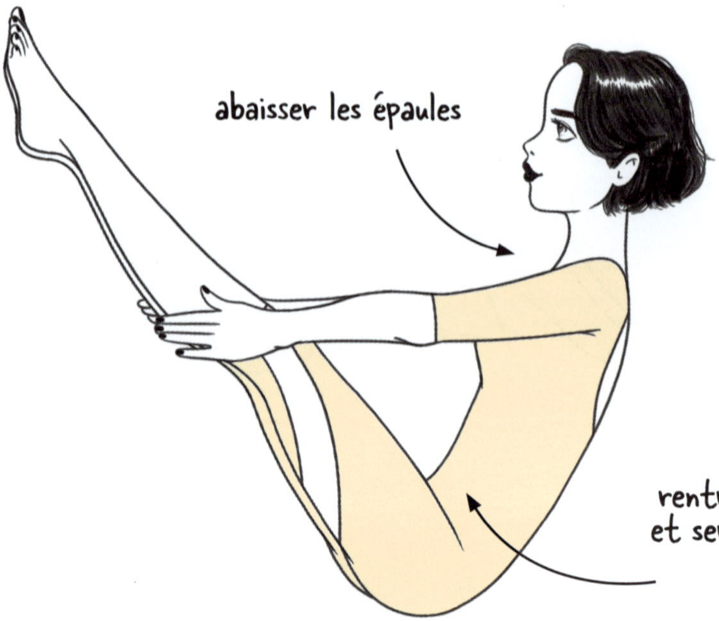


1. En position assise, inspirez et attrapez vos chevilles.

**RESPIRATION**

Maintenez la posture de 3 à 5 respirations

2. Expirez et décollez les talons du sol. Montez les tibias jusqu'à ce qu'ils soient parallèles au sol. Essayez de lâchez les mains et de maintenir cette posture.

# L'EXTENSION DES JAMBES ET DU DOS

Cette posture allonge la colonne vertébrale, étire l'arrière des cuisses et renforce le dos. Elle améliore la circulation sanguine au niveau du cerveau, et permet de redonner de l'énergie au corps tout en apaisant l'esprit.

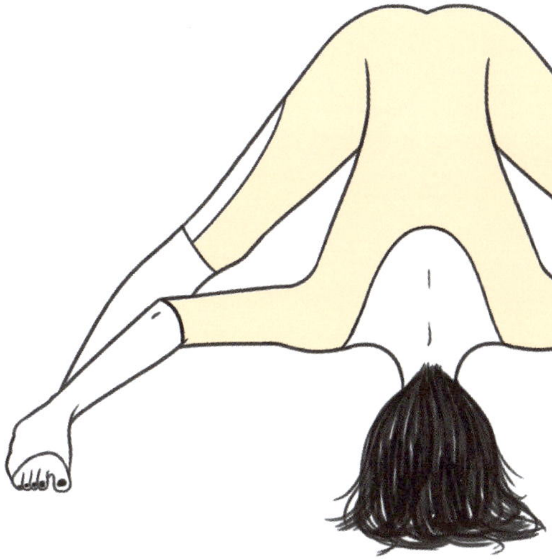

1. Debout les jambes écartées plus que la largeur des épaules, les pieds sont parallèles. Inspirez, les mains sur la taille, le dos bien droit.

2. Expirez et penchez le buste en avant en attrapant les mollets. Écartez les coudes, allongez la nuque comme pour venir poser le sommet du crâne au sol.

**RESPIRATION**

Maintenez la posture de 3 à 5 respirations

# LES ROUTINES DÉTAILLÉES

## DES PRATIQUES CIBLÉES

Voici des enchaînements de postures ciblées sur l'objectif de votre choix.

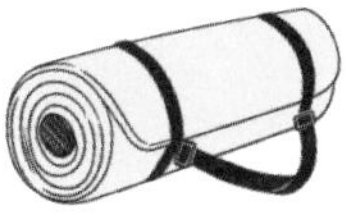

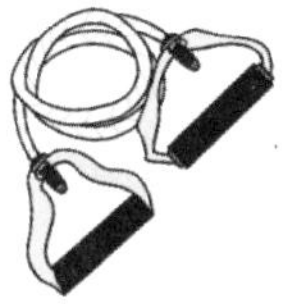

## LE SECRET : LA RÉGULARITÉ

Des séries faciles à mémoriser, pour en faire 1, 2, 3 ou 4, le matin au lever, le soir au coucher ou quand vous vous ennuyez !

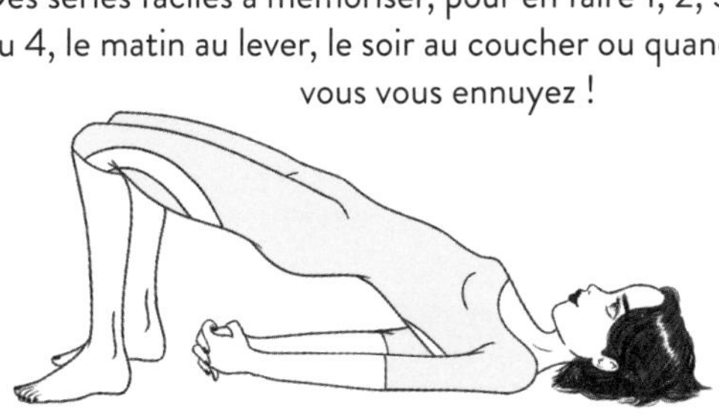

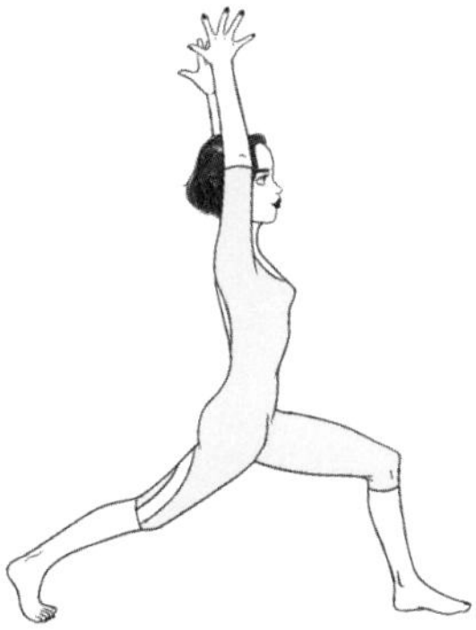

## LE GRAND CLASSIQUE

Pas de yoga sans salutation au soleil ! Un grand classique bon pour tout le corps, à faire avant votre routine ciblée.

# SALUTATION AU SOLEIL

**RESPIRATION**
**x3 ou 5**
Dans chaque posture

Quel doux réveil que de s'étirer au rythme du lever du soleil. La salutation au soleil est un art ancestral pour les yogis. Elle représente avec ses 12 postures, les 12 heures du jour, les 12 mois de l'année. Elle apporte chaleur et énergie. Prenez votre temps, et respirez ! A faire 3 fois, 5 fois ou 7 fois ! C'est mon mantra quotidien !

Avec un rappel des bénéfices pour plus de motivation !

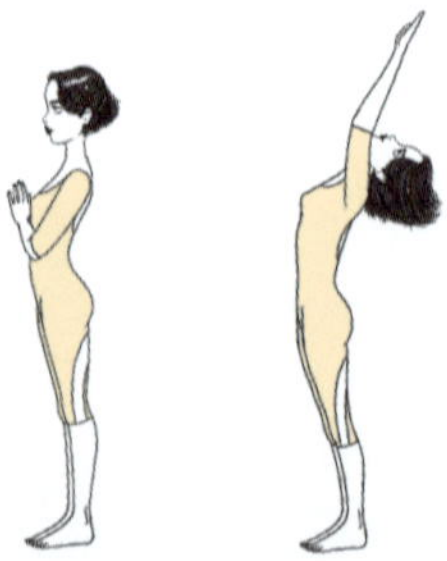

1 Commencer en posture du prieur (dessin) puis baissez les bras le long du corps pour être en posture de la montagne, inspirez en les montant au-dessus de la tête (dessin).

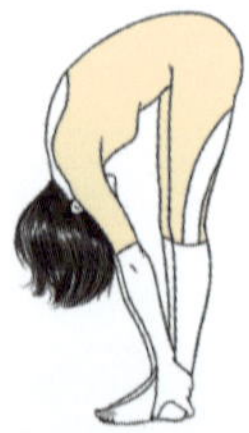

2 **LA PINCE DEBOUT**

Cette posture étire les vertèbres, sculpte l'arrière des cuisses. Elle relance la circulation, travaille sur les organes pour éliminer les toxines.

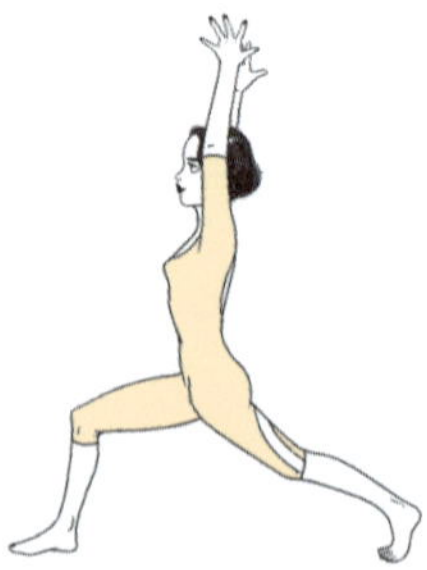

3 **LA GRANDE FENTE**

Cette posture sculpte les cuisses, les fessiers et les bras. Elle renforce aussi la posture. Sur le plan mental, elle donne de l'énergie et la confiance en soi.

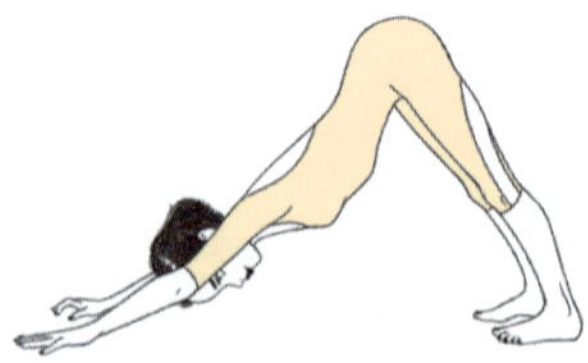

4 **LE CHIEN TÊTE EN BAS**

Cette posture étire le dos, relance la circulation sanguine et sculpte les bras et le dos. C'est aussi une posture qui réoxygène le cerveau et ralentie l'arrivée des rides sur le visages.

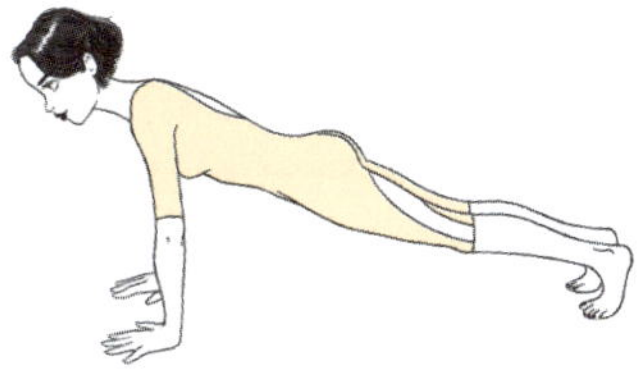

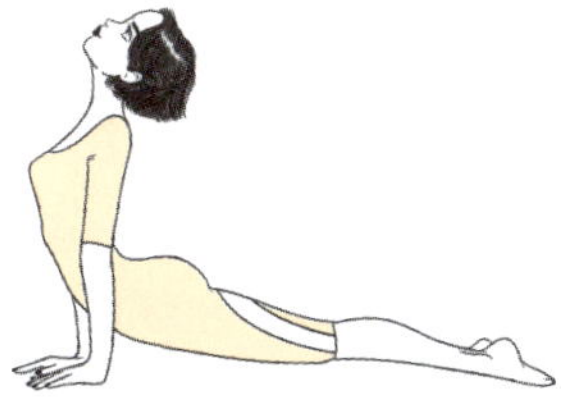

**5** **LA PLANCHE**

Cette posture sculpte le ventre et les bras, renforce le dos. C'est aussi une posture qui développe la force mentale.

**6** **LE COBRA**

Cette posture sculpte toute la chaine postérieure (tous les muscles du dos, les fessiers, arrière de cuisses), ainsi que les triceps. Elle étire les viscères ce qui permet la détente des abdominaux.

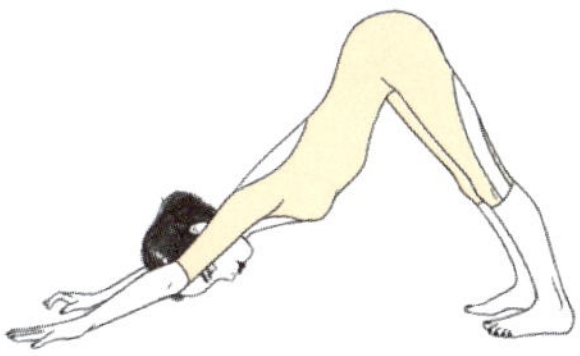

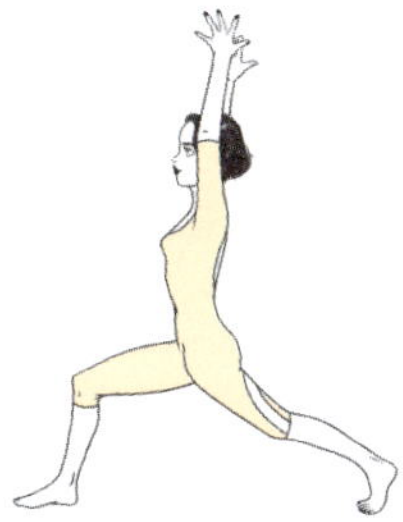

**7** **LE CHIEN TÊTE EN BAS**

Cette posture étire le dos, relance la circulation sanguine et sculpte les bras et le dos. C'est aussi une posture qui réoxygène le cerveau et ralentie l'arrivée des rides sur le visages.

**8** **LA GRANDE FENTE**

Cette posture sculpte les cuisses, les fessiers et les bras. Elle renforce aussi la posture. Sur le plan mental, elle donne de l'énergie et la confiance en soi.

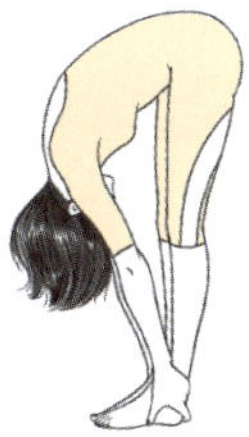

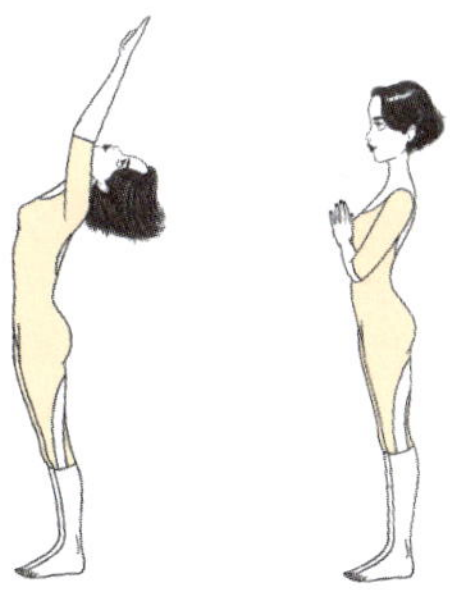

**9** **LA PINCE DEBOUT**

Cette posture étire les vertèbres, sculpte l'arrière des cuisses. Elle relance la circulation, travaille sur les organes pour éliminer les toxines.

**10** Debout, ramenez les bras au ciel (dessin 1) puis glisser les bras en passant par la posture du prieur (dessin 2) avant d'arriver les bras le long du corps en posture de la montagne.

# AFFINER SES JAMBES

**RESPIRATION**
**x3 ou 5**
Dans chaque posture

Cette routine de yoga permet de sculpter les jambes et les cuisses ; de gagner de l'endurance musculaire et de la force pour braver toutes les tempêtes de la vie. Prenez votre temps, maintenez les postures jusqu'à 5 respirations à chaque fois et recommencez l'enchaînement de 3 à 7 fois. Vous devez sentir vos jambes brûler et vos battements cardiaques résonner dans votre poitrine. J'aime cette séance un peu physique qui demande de la concentration et de la force mentale. Idéale les jours de doutes pour remettre les idées en place.

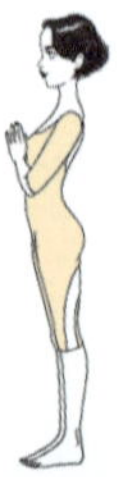

1 LE PRIEUR

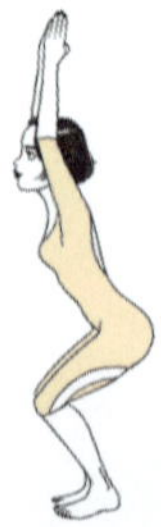

2 LA CHAISE

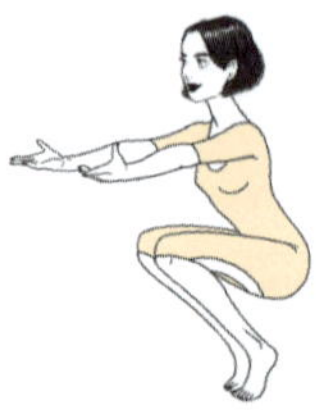

3 LE BAMBOU

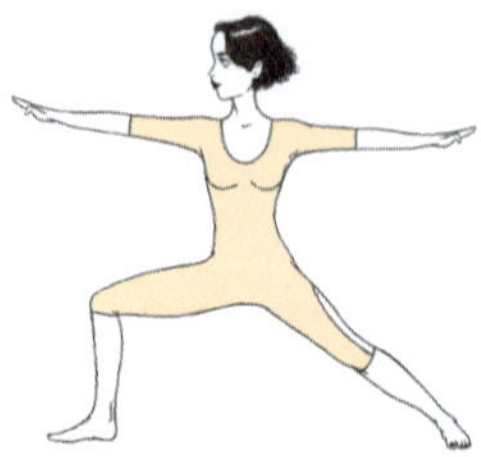

4 LE GUERRIER II

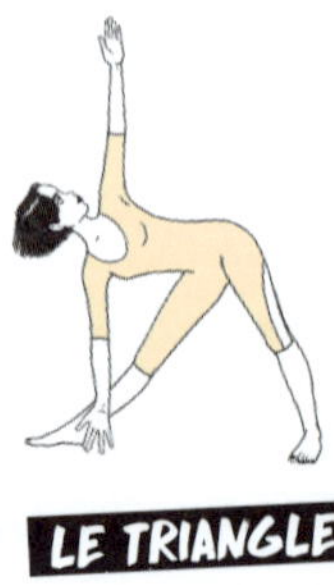

5 LE TRIANGLE

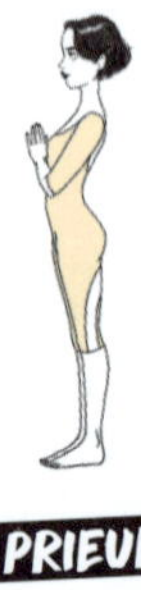

6 LE PRIEUR

# ÉLIMINER LE PETIT GRAS DU DOS

**RESPIRATION**
**x3 OU 5**
Dans chaque posture

Complexée par ce petit bourrelet dans le dos que votre soutien-gorge faite ressortir ? Appliquez-vous et concentrez-vous sur cette séance pour sculpter votre dos. Entre étirement, et renforcement du dos, cette séance vous fera le plus grand bien. Prenez le temps de bien respirer. Vous pouvez d'ailleurs ajouter une pause respiration du carré après la 2e ou 3e série de cette routine. Essayez de faire l'enchaînement 3, 5, ou 7 fois. J'aime cette séance car je sens mon dos soulagé et redressé.

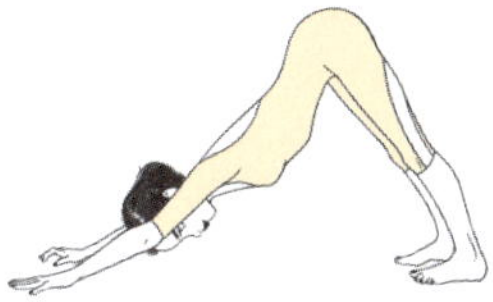

1 **LE CHIEN TÊTE EN BAS**

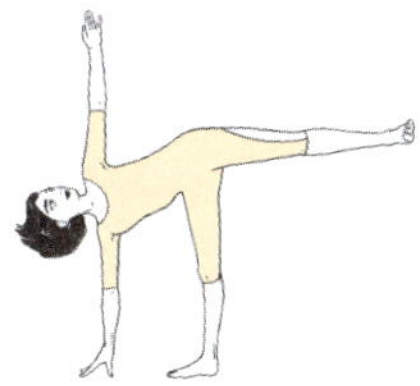

2 **LA DEMI-LUNE**

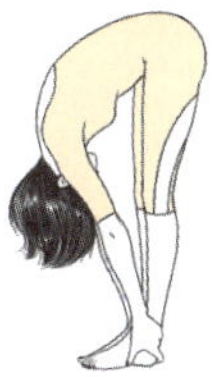

3 **LA PINCE DEBOUT**

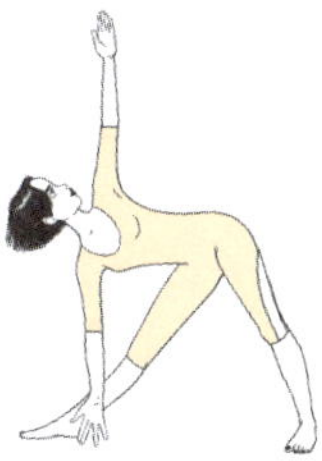

4 **LE TRIANGLE**

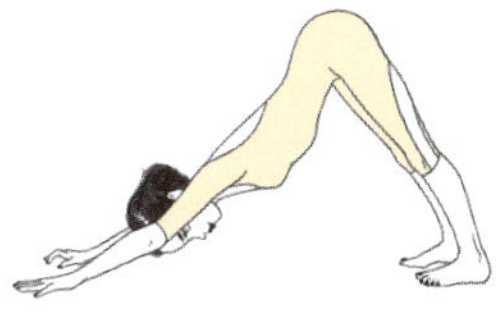

5 **LE CHIEN TÊTE EN BAS**

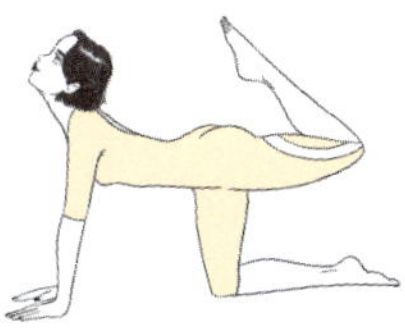

6 **LE TIGRE**

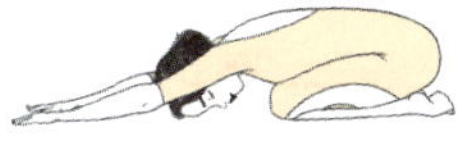

7 **L'ENFANT**

# SCULPTER SES FESSES

**RESPIRATION**
**x3 ou 5**
Dans chaque posture

Découvrez avec cette routine que le yoga peut tonifier vos fessiers. Enchaînez cette série 3, 5 ou 7 fois en maintenant les postures le temps de 5 respirations. J'aime cette routine car je sens bien mes fessiers travailler ainsi que le renforcement du bas du dos.

Avec un rappel des bénéfices pour plus de motivation !

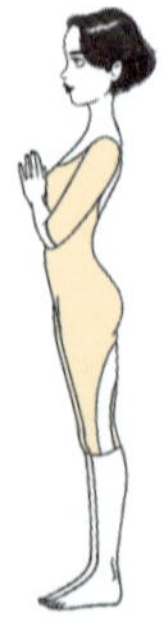

## 1 LE PRIEUR

Cette posture vous ancre et vous permet de calmer votre esprit avant l'enchaînement.

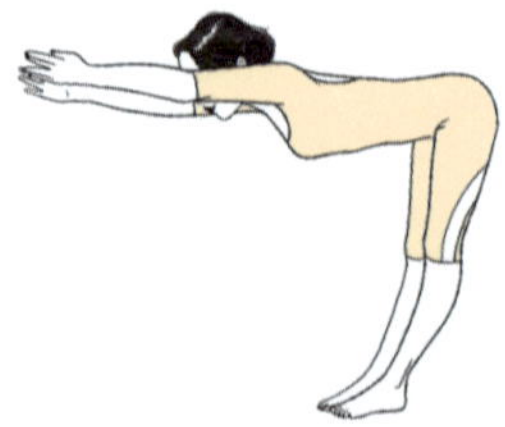

## 2 L'ANGLE DROIT

Cette posture renforce le dos, et sculpte l'arrière des cuisses. Elle améliore la posture, et la souplesse des jambe. Elle travaille sur les organes pour éliminer les toxines.

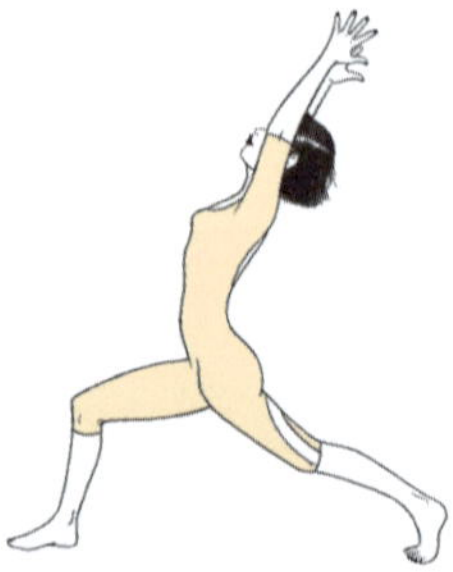

## 3 LE GUERRIER I

Cette posture renforce et sculpte les cuisses, les fessiers et le dos. C'est aussi une posture qui développe la force mentale, la stabilité du dos. C'est aussi une excellente posture pour affiner les bras.

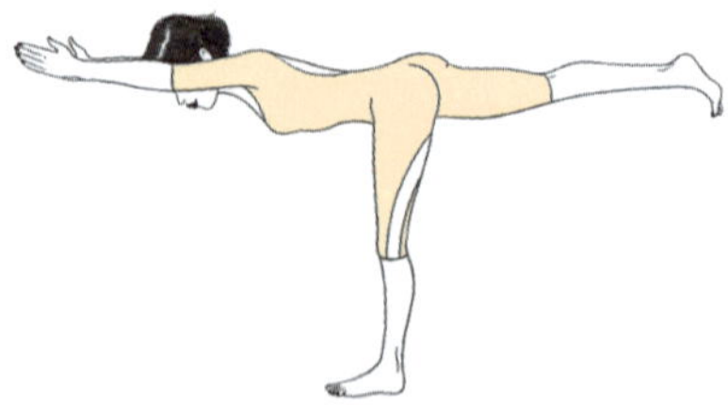

## 4 LE GUERRIER III

Cette posture renforce le dos et sculpte l'arrière des cuisses, et les fessiers. Cette aussi une posture développe l'équilibre et la force mentale.

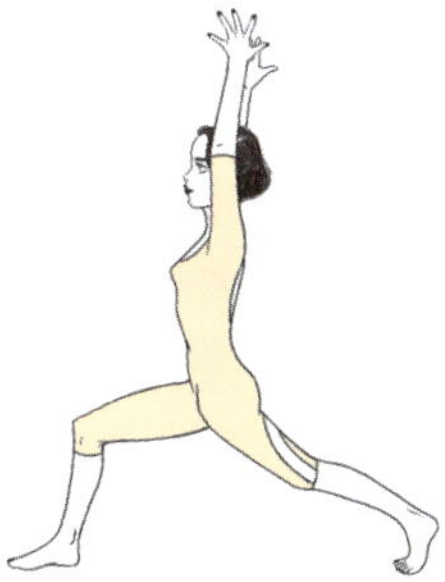

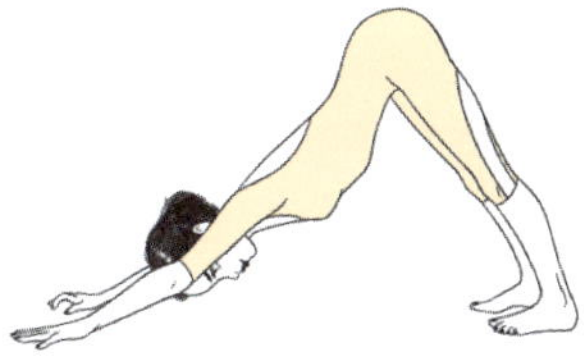

## 5 LA GRANDE FENTE

Cette posture sculpte les cuisses, les fessiers et les bras. Elle renforce aussi la posture. Sur le plan mental, elle donne de l'énergie et la confiance en soi.

## 6 LE CHIEN TÊTE EN BAS

cette posture étire le dos, relance la circulation sanguine et sculpte les bras et le dos. C'est aussi une posture qui réoxygène le cerveau et ralentit l'arrivée des rides sur le visages.

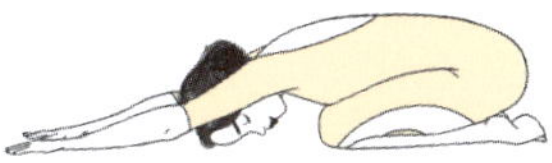

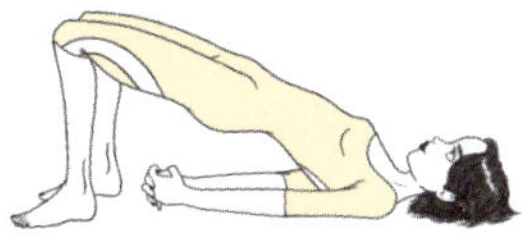

## 7 L'ENFANT

Cette posture permet d'amener le calme intérieur et la confiance en soi.

## 8 LE PONT

Cette posture étire et renforce le dos. Elle sculpte les fessiers, l'arrière des cuisses et les lombaire. Elle permet un alignement des vertèbres cervicales. Sur le plan mental, elle calme les angoisses et éliminer la colère.

## 9 LE MORT

Allongé sur le dos, les paumes de main en direction du ciel, vous vous détendez profondément.

# AFFINER LES BRAS

**RESPIRATION**
**x3 OU 5**
Dans chaque posture

Rien de tel pour affiner les bras que de travailler avec son propre poids du corps. Concentrez-vous sur le placement de vos bras, repoussez bien dans les doigts et tendez fortement les bras dans les postures qui l'exigent. Enchaînez cette routine 3, 5 ou 7 fois. Après la 3ème série, faites une pause respiration du forgeron pour nettoyer votre organisme. J'aime cette séquence car elle dessine de jolis bras toniques.

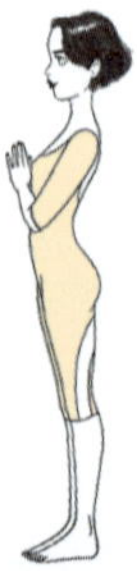

1 **LE PRIEUR**

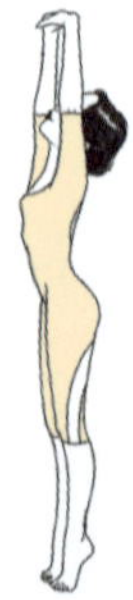

2 **LE PALMIER**

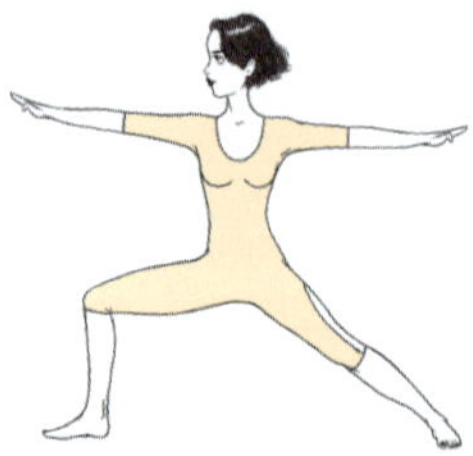

3 **LE GUERRIER II**

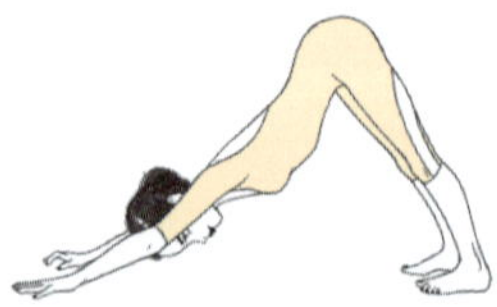

4 **LE CHIEN TÊTE EN BAS**

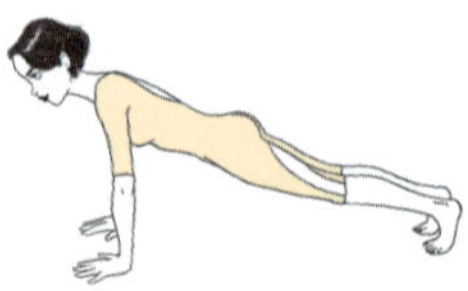

5 **LA PLANCHE**

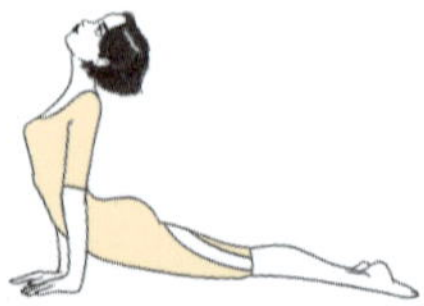

6 **LE COBRA**

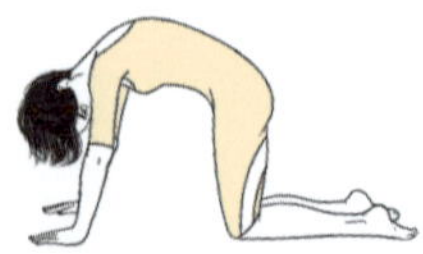

7 **DU LAPIN AU COBRA**

# SCULPTER SON VENTRE

**RESPIRATION**
**x3 ou 5**
Dans chaque posture

Cette routine axée sur le ventre va aussi mobiliser votre dos. Les abdos s'insérant dans les lombaires, il est essentiel de combiner un travail du dos et des abdos. Prenez le temps de bien respirer et répétez l'enchaînement 3, 5 ou 7 fois. Faites une pause respiration du grand verrou pour mobiliser votre système endocrinien et faire travailler votre diaphragme. Cette séance permet aussi d'emmagasiner de l'énergie. J'aime beaucoup faire cette séance après une séance de cardio.

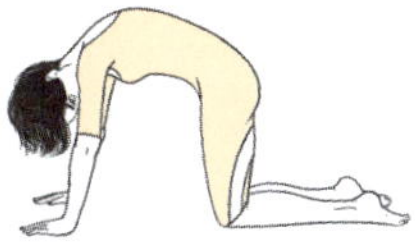

1 **DU COBRA AU LAPIN**

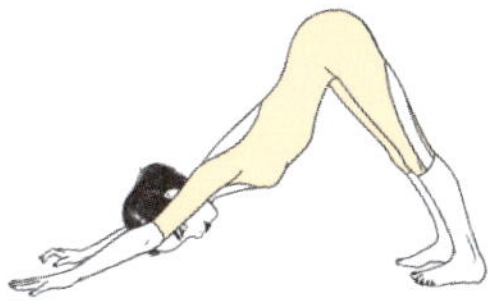

2 **LE CHIEN TÊTE EN BAS**

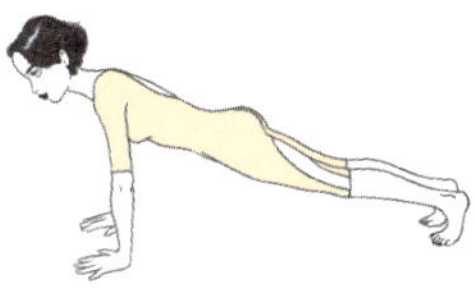

3 **LA PLANCHE**

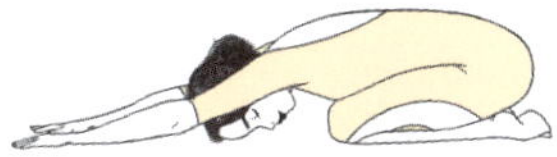

4 **L'ENFANT**

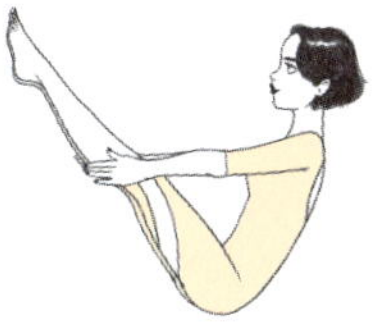

5 **LA BARQUE**

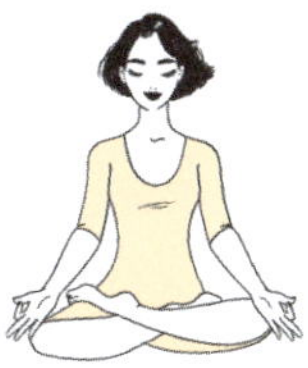

6 **LE LOTUS**

# AFFINER LA TAILLE

RESPIRATION
x3 ou 5
Dans chaque posture

Cette routine de yoga va travailler les muscles de la taille ainsi que vos organes. C'est aussi une excellente routine pour libérer la colère et faire dégonfler. Prenez votre temps et répétez l'enchaînement 3, 5 ou 7 fois. J'aime cette séance car elle libère des mauvaises ondes qui peuvent parfois m'envahir !

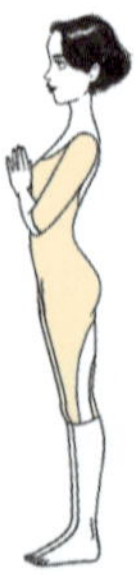

**1 LE PRIEUR**

Cette posture vous ancre et vous permet de calmer votre esprit avant l'enchaînement.

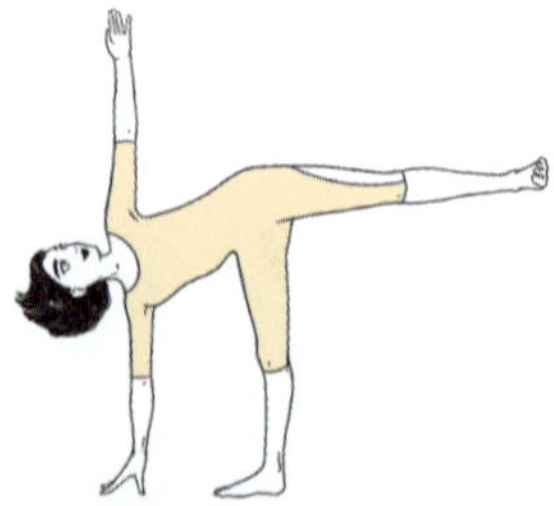

**2 LA DEMI-LUNE**

Cette posture aligne les vertèbres, étire le dos et oxygène les organes.

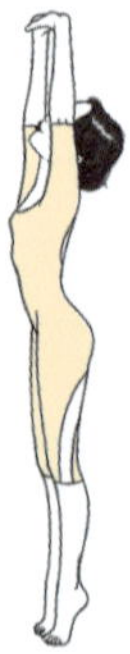

**3 LE PALMIER**

Cette posture aligne les vertèbres, étire le dos et oxygène les organes. Elle ouvre les épaules et travaille l'équilibre.

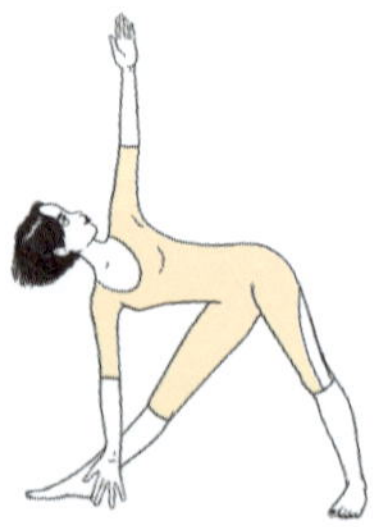

**4 LE TRIANGLE**

Cette posture renforce l'intérieur des cuisses. Elle sculpte la taille, et libère le bassin. C'est aussi une posture qui développe l'équilibre et la stabilité mentale. Le dos est aussi renforcer ainsi que les bras.

Avec un rappel des bénéfices pour plus de motivation !

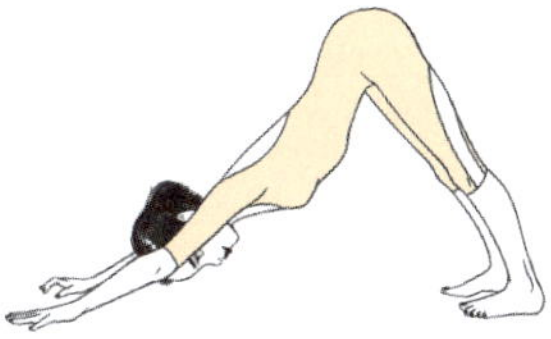

## 5 LE CHIEN TÊTE EN BAS

Cette posture étire le dos, relance la circulation sanguine et sculpte les bras et le dos. C'est aussi une posture qui réoxygène le cerveau et ralentie l'arrivée des rides sur le visages.

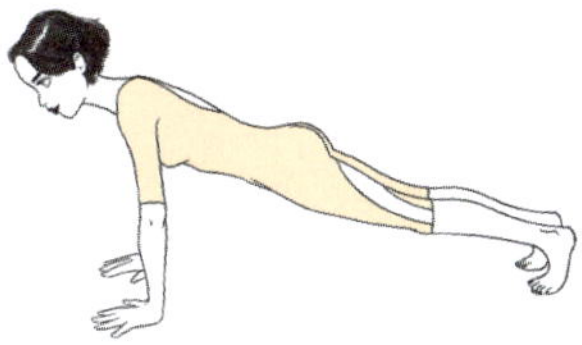

## 6 LA PLANCHE

Cette posture sculpte le ventre et les bras, renforce le dos. C'est aussi une posture qui développe la force mentale.

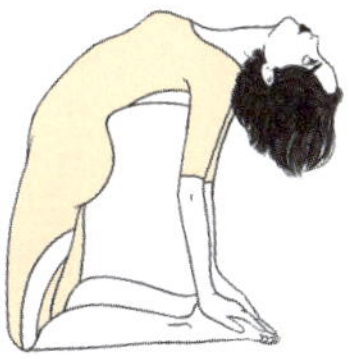

## 7 LE CHAMEAU

Cette posture renforce les muscles du dos, contracte les fessiers et améliore la posture. Elle étire tous les muscles de la face antérieure. Sur le plan mental, elle libère les tensions et les angoisses au niveau du diaphragme.

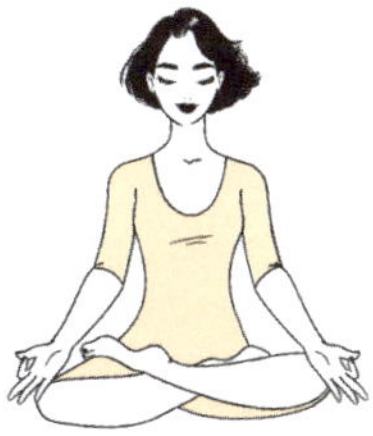

## 8 LE LOTUS

Position assise, les jambes croisées. Les dos des mains en contact avec les genoux. Les index en contact avec les pouces. Le dos est droit, le ventre rentré.

# AFFINER SON DOS

**RESPIRATION**
**x3 OU 5**
Dans chaque posture

Terminé les mauvaises posture et les douleurs de dos. Cette séquence de yoga affinera votre dos et lui donnera toute la force nécessaire pour protéger quotidiennement votre colonne vertébrale. Recommencez l'enchaînement 3, 5 ou 7 fois. Installez votre respiration et concentrez-vous. J'aime faire cette séquence quand je suis fatiguée car à la fin, je sens mon dos beaucoup plus solide et droit !

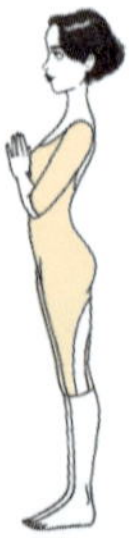

1 **LE PRIEUR**

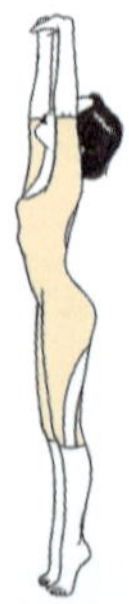

2 **LE PALMIER**

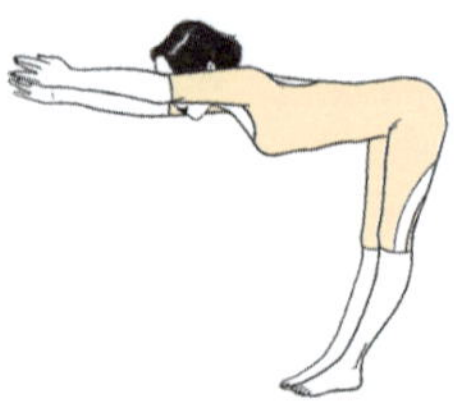

3 **L'ANGLE DROIT**

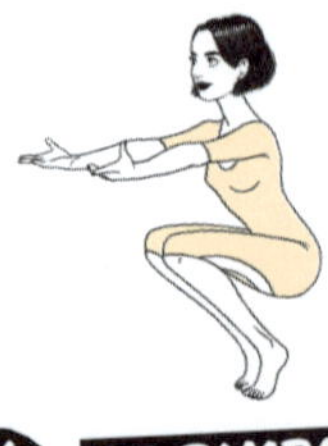

4 **LE BAMBOU**

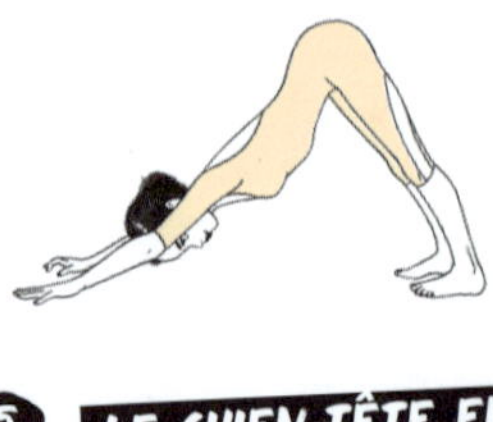

5 **LE CHIEN TÊTE EN BAS**

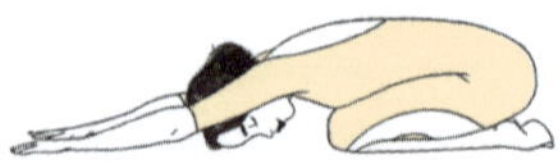

6 **L'ENFANT**

# MONTER LA CHALEUR INTÉRIEURE

RESPIRATION
x3 OU 5
Dans chaque posture

Vous avez fait quelques excès ? Cette séquence va monter en température votre corps et vous permettre d'éliminer les toxines. Le rythme cardiaque va s'accélérer, ce qui permettra de brûler plus de calories que d'habitude. Maintenez chaque posture le temps de 3 à 5 respirations, calez-vous un rythme et répétez cette routine 3, 5 ou 7 fois. Terminez ensuite par la respiration du bourdonnement de l'abeille pour apaiser votre esprit. J'aime cette séance car elle me fait transpirer mes excès de la veille !

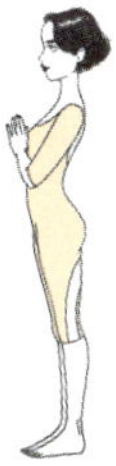

1 LE PRIEUR

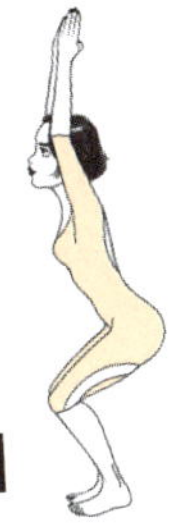

2 LA CHAISE

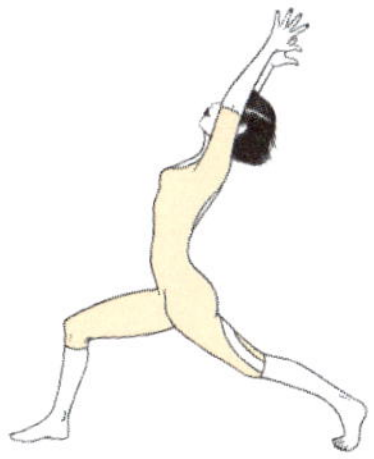

3 LE GUERRIER I

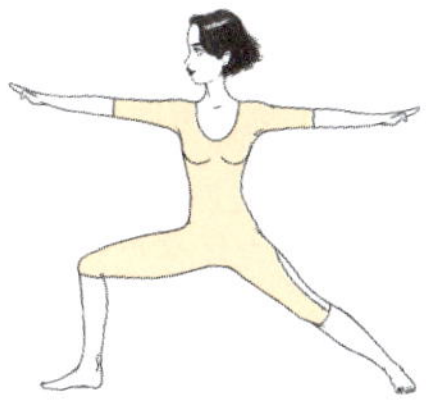

4 LE GUERRIER II

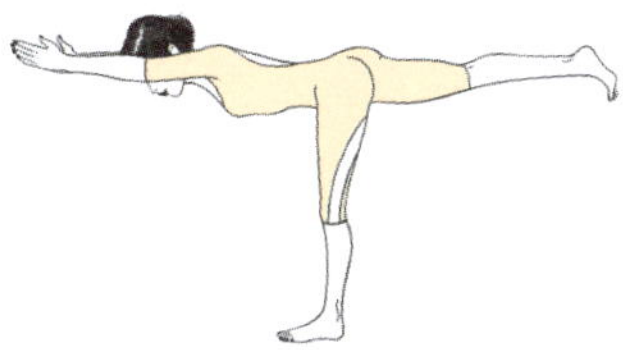

5 LE GUERRIER III

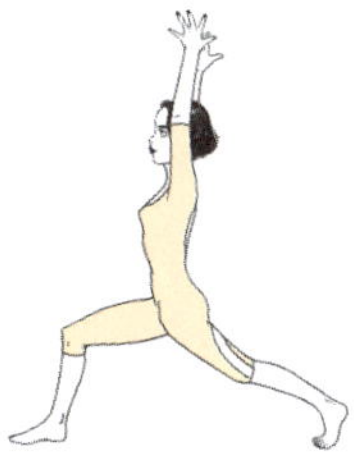

6 LA GRANDE FENTE

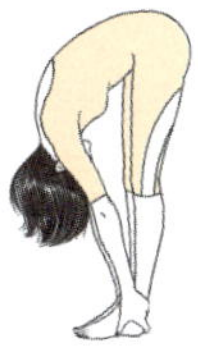

7 LA PINCE DEBOUT

# SCULPTER L'ENSEMBLE DE SON CORPS

**RESPIRATION**
**x3 ou 5**
Dans chaque posture

Cette séquence vous permet de travailler l'ensemble de votre corps et de mémoriser des postures travaillant à la fois votre souplesse, votre équilibre et votre force. Prenez le temps de rester entre 3 et 5 respirations par posture. Répétez l'enchaînement, 3, 5, ou 7 fois. Après chaque fin de routine, faites une pause respiration. Observez votre respiration et toutes ses étapes. J'aime cette séquence car elle accélère la circulation sanguine.
Avec un rappel des bénéfices pour la motivation !

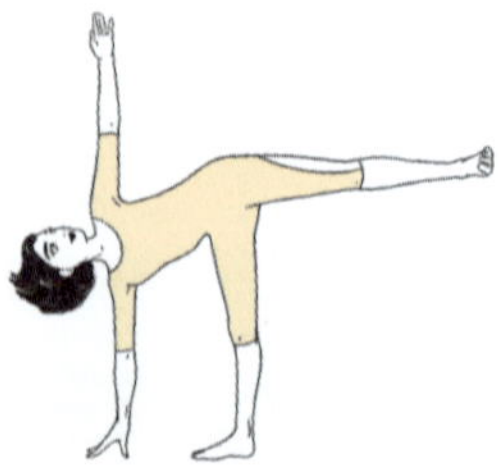

### 1 LA DEMI-LUNE

Cette posture aligne les vertèbres, étire le dos et oxygène les organes.

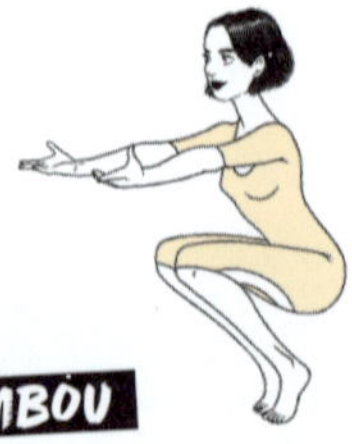

### 2 LE BAMBOU

Cette posture sculpte les jambes, renforce les abdominaux, et travaille l'équilibre. Sur le plan mental, le bambou apporte sérénité, calme intérieur et force mentale.

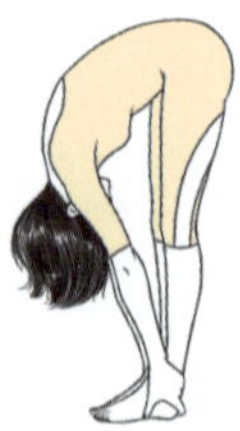

### 3 LA PINCE

Cette posture étire les vertèbres, sculpte l'arrière des cuisses. Elle relance la circulation,  travaille sur les organes pour éliminer les toxines.

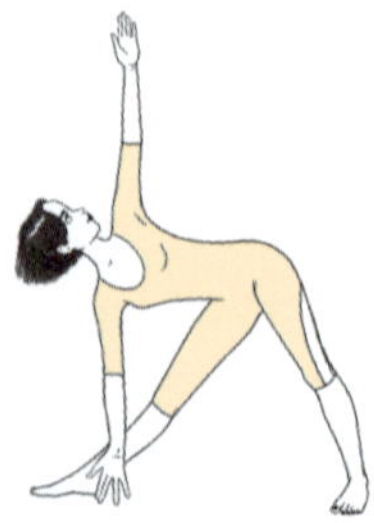

### 4 LE TRIANGLE

Cette posture renforce l'intérieur des cuisses. Elle sculpte la taille, et libère le bassin. C'est aussi une posture qui développe l'équilibre et la stabilité mentale. Le dos est  aussi renforcer ainsi que les bras.

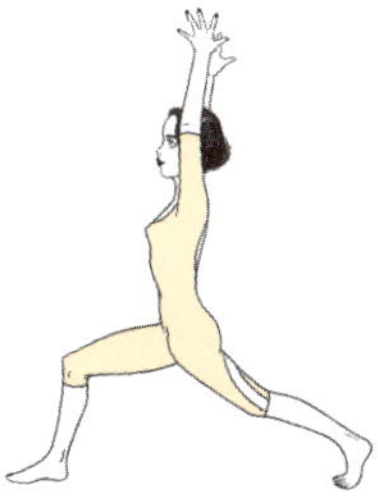

### 5 LA GRANDE FENTE

Cette posture sculpte les cuisses, les fessiers et les bras. Elle renforce aussi la posture. Sur le plan mental, elle donne de l'énergie et la confiance en soi.

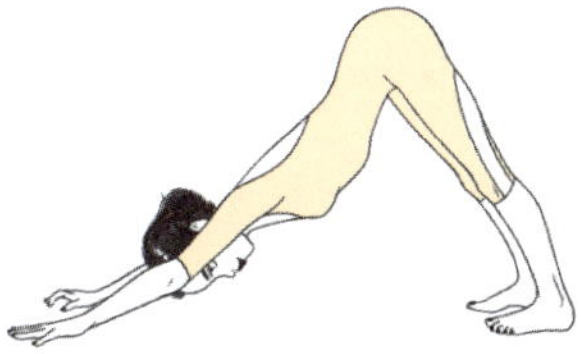

### 6 LE CHIEN TÊTE EN BAS

cette posture étire le dos, relance la circulation sanguine et sculpte les bras et le dos. C'est aussi une posture qui réoxygène le cerveau et ralentit l'arrivée des rides sur le visages.

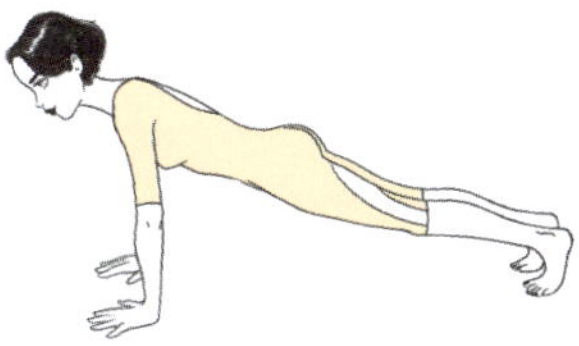

### 7 LA PLANCHE

Cette posture sculpte le ventre et les bras, renforce le dos. C'est aussi une posture qui développe la force mentale.

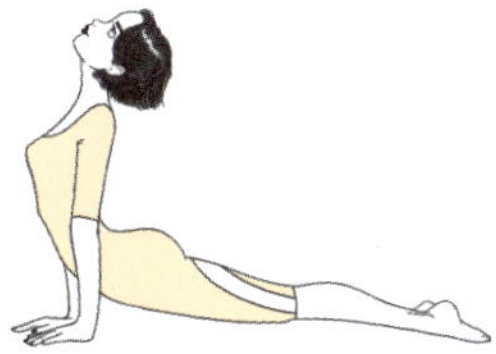

### 8 LE COBRA

Cette posture sculpte toute la chaine postérieure (tous les muscles du dos, les fessiers, arrière de cuisses), ainsi que les triceps. Elle étire les viscères ce qui permet la détente des abdominaux.

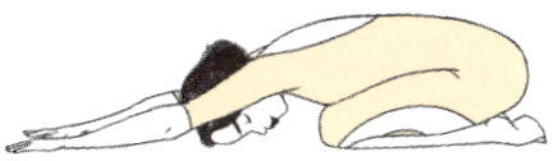

### 9 L'ENFANT

Cette posture permet d'amener le calme intérieur et la confiance en soi.

## ⇨ ZÉRO BLABLA, ÇA VOUS PARLE ?

### RETROUVEZ DANS LA MÊME COLLECTION

ABDOS-FESSIERS
ANTISTRESS
ASTUCES DE MAMIE
BEAUTÉ NATURELLE
BIKINI
BODY SCULPT
BRÛLE-GRAISSE
CROSS TRAINING
MON DÉFI RANGEMENT
DÉFI BONHEUR
DÉTOX
FLEURS DE BACH
GAINAGE
HIIT
HUILES ESSENTIELLES
MAKE-UP TEINT PARFAIT
MINCEUR
PILATES
RUNNING
RUNNING MINCEUR
SANS GLUTEN
SIX PACKS
VENTRE PLAT
YOGA
ZÉRO SUCRE
TUTO COIFFURE
-5 KG

PAPIER À BASE DE FIBRES CERTIFIÉES

MARABOUT
s'engage pour l'environnement en réduisant l'empreinte carbone de ses livres.
Celle de cet exemplaire est de :
500 g éq. $CO_2$
Rendez-vous sur www.marabout-durable.fr

Daria Piromalli est représentée par l'agence Marie Bastille.

Achevé d'imprimer en janvier 2019, sur les presses de Macrolibros en Espagne pour le compte des Éditions Marabout (Hachette Livre), 58 rue Jean Bleuzen Vanves Cedex.
Dépôt légal : février 2019 -4023986 - 978-2-501-14053-9